Régime Cétogène
57 Recettes

Sans Glucides, un Guide Pratique
Simple et Rapide pour
perdre du poids

Oscar Valdemara

TABLE DES MATIÈRES

Qu'est-ce que le régime Cétogène ?

Le régime cétogène traite avec succès des enfants épileptiques depuis sa création en 1921.

Ce régime est également utilisé contre certaines maladies neurodégénératives comme Parkinson et Alzheimer.

Cette diète diminue le taux de sucre sanguin et oblige le corps à utiliser ses réserves de graisse comme source d'énergie plutôt qu'utiliser sa ressource préférée, le glucose, qu'on trouve en particulier dans le pain et les pâtes.

Les avantages principaux de la diète cétogène sont :

- Une perte de poids rapide,

- Pas de sensation de faim,

- Une sensation de bien-être, Lée à la production de corps cétogènes.

On nous répète depuis toujours que les graisses sont mauvaises pour notre santé. Que nous devons manger plus de glucides.

Pourtant, au fur et à mesure des avancées de la science et de nos connaissances en nutrition, nous apprenons qu'au final, le gras n'est pas aussi mauvais que nous le pensions !

Ce livre souhaite détailler les réponses aux questions que pose une alimentation quotidienne riche en gras.

Car même si le jeûne complet permet de remplacer les réserves de graisse comme source d'énergie de l'organisme, l'avantage de la diète cétogène est qu'elle augmente l'apport en graisses et évite ainsi la perte de masse musculaire inévitablement liée au jeûne total. En effet, notre corps puise son énergie en privilégiant d'abord les glucides, puis les lipides et enfin les protéines.

Les preuves continuent de s'accumuler sur la capacité du régime cétogène à contrôler le cancer et augmenter l'efficacité des traitements anticancéreux.

Une méta-analyse associée à une revue systématique datée de 2014 et portant sur les effets du régime cétogène dans des modèles expérimentaux confirmerait également cette hypothèse.

Par définition, une alimentation cétogène est un régime alimentaire où les glucides sont peu présents et où l'énergie nécessaire à notre organisme est remplacée par des «cétones», des fragments de carbone produits par le foie à partir de la décomposition des réserves de graisse.

Ce régime est donc tout indiqué pour perdre du poids.

A partir d'une alimentation riche en glucides, notre organisme va produire du glucose et l'insuline. Le glucose est la molécule la plus simple à transformer en énergie, notre corps va la privilégier à toute autre source potentielle d'énergie.

Dans les organismes où le glucose représente la source principale d'énergie, les graisses sont stockées en prévision d'une utilisation future. Mais lorsque l'apport en glucides diminue, le corps s'adapte en allant chercher dans ses réserves d'énergie disponibles: la graisse.

Par exemple, lors d'un jeûne total, le tiers de l'énergie nécessaire au fonctionnement de notre cerveau va être fourni par des corps cétoniques dans un délai de trois jours.

Malheureusement, les inconvénients et les effets négatifs d'un jeûne complet sont si nombreux qu'il ne peut être envisagé que dans des cas extrêmes : retraite de toute vie sociale ou maladie grave. Le jeûne complet ne propose donc pas une solution durable, contrairement à une diète cétogène.

Une diète efficace pour perdre du poids

Adopter une diète cétogène est efficace lorsque l'on cherche à perdre du poids.

Pourquoi ?

Parce que lors d'une diète cétogène, on change la source d' énergie principale de notre organisme.

Cette diète n'est pas nouvelle, elle existe depuis des milliers d'années. Mais nos sociétés modernes préfèrent des aliments "pratiques" : rapides à préparer, peu exigeants en terme de stockage et de conservation et enfin, extrêmement savoureux.

Une satisfaction immédiate et une simplicité d'utilisation qui implique : des ajouts de conservateurs, de colorants, de sucre, de sel et l'utilisation systématique de céréales transformées.

Un choix coûteux en terme de santé publique.

Le régime cétogène a l'air compliqué et technique, mais en réalité, il permet d'alimenter votre corps en aliments plus faciles à transformer.

Les humains sont conçus pour transformer la nourriture en énergie : Le régime cétogène optimise ce processus, il nous procure plus d'énergie.

Ne confondez pas Cétose et cétoacidose ?

Une confusion existe entre la cétose et la cétoacidose. La cétose, c'est l'état induit par une diète cétogène, lorsqu'un organisme utilise des cétones, plutôt que du glucose, comme source principale d'énergie.

Très différente de la cétose, l'acidocétose est une maladie. Elle peut subvenir dans certains cas de diabète, d'alcoolisme, de famine prolongée, d'activité sportive excessive ou de consommation de stupéfiants.

Toutes ces conditions peuvent accroître fortement l'acidité du sang, un phénomène qui va s'accompagner d'une accumulation de cétones. Cette situation conduit le plus souvent à de graves complications de santé.

Une personne en bonne santé n'a pas à se préoccuper du risque d'acidocétose, la probabilité que cela arrive est minime. Le corps humain équilibre naturellement l'acidité sanguine. Un régime cétogène chez une personne en bonne santé ne présente donc que peu de risques d'entraîner une acidocétose.

Concrètement, Que Vous apporte Ce Livre :

- Une meilleure connaissance des besoins de votre organisme

- Une solution simple pour changer d'alimentation

- Des recettes testées et éprouvées qui vous informent précisément du :

  - nombre de personnes pouvant être servies

  - temps de préparation nécessaire

  - temps nécessaire de cuisson, de congélation ou de refroidissement

  - <u>des informations nutritionnelles pour une portion :</u>

    - *calories*

    - *matières grasses* (grammes)

    - *glucides* (grammes)

    - *apport NET en glucides* (grammes)

    - *fibres* (grammes)

    - *protéines* (grammes)

    - *répartition calorique* : % Glucides / % Protéines / % Lipides

Résumé des avantages pour la santé
du régime cétogène :

- Énergie et concentration accrues

- Perte de poids

- Réduction du taux de sucre dans le sang

- Diminution de la sensation de faim

- Abaissement du niveau de mauvais cholestérol

- Réduction de l'acné et de l'inflammation de la peau

- Fin des pics et des chutes de glycémie

J'ai décidé d'écrire ce livre, car les autres publications disponibles sur le sujet m'ont semblées incomplètes : soit parce qu'elles accumulaient les informations théoriques sans permettre de passer à la pratique, soit parce qu'elles n'incluaient pas d'informations nutritionnelles suffisamment simples pour les utiliser au quotidien.

Je me retrouvais à rechercher des informations nutritionnelles sur des sites en anglais pour chaque recette... Alors que je ne cherchais qu'à connaître précisément la quantité de glucides que j'allais ingérer.

J'ai voulu écrire un livre de recettes cétogènes aussi utile aux débutants qui cherchent les moyens d'adopter cette nouvelle façon de manger, qu'à ceux qui pratiquent cette diète depuis des années et qui cherchent de nouvelles recettes.

Ce livre va vous donner des conseils éprouvés et testés et vous offrir des raccourcis pour commencer le plus simplement possible un régime cétogène et vous permettre d'entrer simplement en cétose.

Vous allez lire de nombreuses informations présentées simplement, faciles d'accès sur ce régime alimentaire, apprendre à quoi vous attendre et découvrir de nombreuses recettes délicieuses, testées et approuvées par les équipes de PerdreDuVentreTV et MonAtelierFR pour vous faciliter l'accès aux bénéfices de ce régime.

Faites l'effort de rester en état de cétose et vous découvrirez une façon étonnante de perdre du poids, d'augmenter votre niveau d'énergie et de rester en forme.

Comme pour n'importe quel autre régime, consultez un médecin ouvert à différentes approches nutritionnelles avant de commencer à expérimenter ce régime.

la cétose, comment ça marche ?

LA CONSOMMATION D'ÉNERGIE

L'énergie produite par notre alimentation provient de trois catégories d'aliments :

- les glucides : pomme de terre, riz, blé et autres pâtes, sucres, fruits et légumes ;

- les lipides (ou graisses) : noix, graines, huiles, beurre, margarine, crème fraîche ;

- les protéines : fruits de mer, poisson, légumineuses, viande, volaille, œuf, laitages.

En général, une alimentation «classique» se compose, en calories, de **50 % de glucides, 35 % de lipides et 15 % de protéines.**

Une diète cétogène va augmenter le pourcentage de graisses et de protéines jusqu'à atteindre **1 gramme de gras pour chaque kilogramme de poids corporel.**

Dans une diète cétogène, la composition de l'alimentation comporte une proportion de **90 % de lipides, 8 % de protéines et 2 % de glucides.**

Des études scientifiques dénombrent aujourd'hui les nombreux dangers et risques associés aux régimes sans gras.

Dans le même temps, les preuves ne cessent de s'accumuler en faveur d'un régime riche en matières grasses.

Que dois-je manger pour entrer en cétose?

Pour commencer un régime cétogène, il va falloir planifier votre alimentation. Cela signifie de programmer vos repas de façon précise en avance.

Ce que vous allez choisir de manger dépend directement de la vitesse à laquelle vous souhaitez entrer en cétose.

Plus vous allez restreindre les glucides dans votre alimentation (c'est à dire arriver à un niveau de moins de 15g de glucides ingérés par jour) et plus vite vous allez induire l'état de cétose.

On recommande habituellement un niveau d'apport net de glucides compris entre vingt et trente grammes par jour. Vous remarquerez facilement que, dans la plupart des cas, c'est bien plus que ce que vous devez consommer pour rester en cétose.

Plus vous serez attentif à conserver votre niveau de glucides dans cette fourchette et plus vos résultats seront satisfaisants au final.

Vous n'aurez pas besoin de vous fatiguer à chercher des recettes, ce livre en propose un grand nombre dans les pages qui suivent, vous n'aurez qu'à choisir.

Vous vous demandez peut-être ce qu'est "un apport net de glucides ?" C'est très simple. Les glucides nets représentent le nombre de glucides totaux, moins l'apport total en fibres.

Comment calculer l'apport net en glucides

Prenons un exemple. Supposons que vous décidez de manger une tasse de brocoli (soit 91 grammes).

Vous obtenez, pour une tasse :

- 6g de glucides,

- 2g de fibres.

Prenons les 6g de **glucides au total**, et **soustrayons les** 2g de **fibres**.

Nous obtenons un **total net en glucides** de 4 grammes.

liste de légumes courants à faible teneur en glucides :

Apport en glucides pour une demi tasse de légumes

Épinards (crus) = 0,1 grammes

Laitue = 0,2 grammes

Brocoli (fleurs) = 0,8 grammes

Chou-fleur (à la vapeur) = 0,9 grammes

Chou (vert, cru) = 1,1 grammes

Chou-fleur (cru) = 1,4 grammes

Chou Kale (à la vapeur) = 2,1 grammes

Haricots verts (à la vapeur) = 2,9 grammes

Pour être efficace dans le cadre d'un régime cétogène, la **répartition de vos apports nutritionnels** doit être comprise entre :

70 et 90% de lipides

8 et 25% de protéines

2 et 5% de glucides.

Essayez de contrôler votre apport de glucides. Limitez-le exclusivement à des légumes, des noix et de certains produits laitiers. Évitez absolument les glucides raffinés comme ceux issus de la transformation du blé (pains, pâtes, céréales), de l'amidon (pommes de terre, haricots, légumineuses) mais également du glucose (ou fructose) provenant de la consommation de fruits.

Les légumes à feuille de couleur vert foncée sont le meilleur choix à faire. La plupart de vos repas doivent être composés d'une source de protéines que vous associerez à un ou plusieurs légumes et à un apport supplémentaire de gras.

Par exemple : mariez du blanc de poulet rissolé à l'huile d'olive à des brocolis et du fromage. Vous pouvez également associer un steak surmonté d'un carré de beurre à des épinards revenus dans de l'huile d'olive.

Si vous éprouvez encore des fringales pendant la journée, n'hésitez pas à grignoter des noix, des graines, du fromage ou du beurre de cacahuètes pour apaiser votre faim.

Plus vous avancerez dans votre connaissance des aliments recommandés dans le cadre d'une diète cétogène et plus il vous sera facile de comprendre ce que vous devez manger et dans quelles quantités.

DÉTERMINER LES DOSES QUOTIDIENNES DE MACRONUTRIMENTS

Voici une introduction rapide aux macronutriments. Les doses quotidiennes de glucides, protéines et graisses que vous devez consommer au quotidien doivent s'approcher des quantités suivantes:

Les Glucides (de 2 à 5% de vos apports quotidiens)

Les besoins physiologiques et la tolérance au changement varient selon les individus. Il s'agit ici de déterminer la quantité de glucides «idéale» de votre organisme.

On préconise de commencer une diète cétogène en commençant par un bas niveau de glucides nets pour s'assurer d'entrer rapidement en cétose, cet état où l'organisme va commencer à produire des corps cétoniques.

On pourrait simplifier en disant que votre objectif doit être de limiter votre consommation quotidienne de glucides à vingt grammes (résultat en glucides nets).

Vous pouvez contrôler que vous entrez bien en cétose à l'aide de bandelettes de test urinaire.

Une fois l'état de cétose induit, ajoutez des glucides nets à votre diète quotidienne (approximativement cinq grammes par semaine) jusqu'à sortir de l'état de cétose. Vous pouvez ainsi déterminer la quantité nette de glucides où vous entrez ou sortez de l'état de cétose, en procédant par tâtonnement.

Connaître la différence entre les glucides et les glucides nets?

Les glucides dit "nets" sont la quantité totale de glucides de laquelle on soustrait la quantité de fibres.

La plupart des personnes qui décident de suivre un régime cétogène essaient de limiter cette consommation de glucides à moins de vingt grammes de glucides nets, ce qui équivaut à approximativement quarante grammes de glucides (voir calcul **Comment calculer l'apport net en glucides**) . Cette limite a été établie par des médecins comme Jeff Volek ou Stephen Phinney, auteurs du livre «The Art and Science of Low Carbohydrate Living».

Le cas particulier du "rhume cétogène" et de l'importance des électrolytes

Quel que soit votre âge, votre corps est probablement déjà accoutumé à une grande consommation de sucre et de glucose.

La réduction de la quantité de glucides dans votre alimentation quotidienne peut occasionner divers inconvénients:

- des maux de tête,

- une faiblesse ou une fatigue passagère,

- une tendance à l'irritabilité,

- une haleine aux relents d'acétone (une odeur de vernis à ongle).

Rassurez-vous, ces symptômes, semblables à ceux de la grippe disparaissent très rapidement et ne vont durer que quelques jours ou, dans le pire des cas, quelques semaines.

Pensez à augmenter votre consommation d'électrolytes (sodium, magnésium et potassium) pour réduire les effets secondaires consécutifs au passage à une diète cétogène.

Mangez des aliments riches en électrolytes, comme des avocats, des noix, des poissons gras, des champignons mais aussi des légumes-feuilles comme des épinards.

Les Bases d'une Alimentation Cétogène

Les protéines (de 8% à 25% de vos apports quotidiens)

On peut définir la quantité de protéines dont votre organisme a besoin en considérant votre poids et votre niveau d'activité. Les personnes les plus actives physiquement vont avoir des besoins en protéines plus élevés que celles ayant un mode de vie plus sédentaire.

Une estimation plus précise peut être réalisée en ne considérant que la masse maigre d'un individu, surtout si cette personne est plutôt enrobée ou très musclée . On calculera la masse maigre en soustrayant la masse grasse de la masse totale.

Manger suffisamment de protéines est primordial pour éviter la fonte de masse musculaire, mais également sa construction. Qui a dit qu'adopter un régime cétogène ne permettait pas de se muscler ? C'est tout le contraire !

Mais faites attention, car consommer des quantités excessives de protéines pourrait vous faire sortir de l'état de cétose. En effet le corps a tendance à transformer l'excès de protéines en glycogène.

Combien de protéines dois-je consommer par jour?

Multipliez votre poids en kilogrammes par 1,3 pour obtenir la quantité minimale de protéines que vous devriez consommer chaque jour. Faites de même en multipliant votre poids par 2,2 pour obtenir le maximum de protéines que vous devez consommer par jour.

Cela signifie qu'une personne pesant 80 Kg devra consommer entre 104 et 176 grammes de protéines par jour.

Cette règle s'applique à la majorité, même s'il faut souligner que les besoins des athlètes sont plus élevés.

Assurez-vous de systématiquement manger la quantité minimale de protéines préconisée pour prévenir la perte de masse musculaire. Considérez également que moins vous serez sédentaire, c'est à dire, plus vous serez actif et plus vous devriez aller chercher la limite supérieure en terme de consommation.

Les Graisses (70% à 90% de vos apports quotidiens)

Votre consommation quotidienne de graisses doit combler le reste des besoins énergétiques.

La quantité de gras idéal va varier pour chaque individu et va dépendre des buts que vous poursuivez. Globalement, vous n'aurez pas besoin de compter précisément votre consommation de graisses ou de calories pendant un régime cétogène, il est peu probable que vous en mangiez trop.

En effet, l'effet rassasiant du régime cétogène est optimal. Vous n'aurez jamais faim, si vous consommez uniquement des aliments pauvres en glucides, modérément protéinés et riches en matières grasses.

La graisse permet un apport d'énergie continu, sans occasionner de pics d'insuline ou de fringales.

Vous en avez terminé avec les "coups de pompe" et les sautes d'humeur... C'est du passé !

HUILES ET GRAISSES SAINES

Puisque vous allez augmenter votre consommation de matières grasses, il est essentiel d'apprendre quelles graisses sont bénéfiques à votre organisme et lesquelles peuvent nuire à votre santé.

Toutes les graisses ne se valent pas, et le genre et la qualité du gras est important.

Suivez les règles suivantes lorsque vous aurez à choisir vos huiles et vos graisses:

- Utilisez des huiles et , des graisses riches en gras saturé pour la cuisson (ghee, beurre, suif, huile de coco, beurre de cacao et huile de palme). Utilisez de préférence de l'huile de noix de coco extra vierge, riche en triglycérides à chaîne moyenne

(MCT) ou essayez d'utiliser de l'huile MCT pure pour profiter des avantages d'une graisse extrêmement efficace.

- Utilisez des huiles et des graisses riches en graisses mono-insaturées pour les cuissons légères et les salades (huile d'olive extra vierge, huile d'avocat et huile de noix de macadamia).

- Utilisez des huiles et des graisses riches en graisses polyinsaturées uniquement pour vos salades et les utilisations à froid. Les huiles riches en graisses polyinsaturées sont les huiles de noix et de graines, comme l'huile de noix, d'amandes, de noisette, de lin ou de citrouille.

  Augmentez votre consommation d'acides gras oméga-3, en particulier d'origine animale, et évitez d'utiliser trop d'huiles riches en acides gras oméga-6 (huile de sésame, huile d'amande...).

- N'utilisez jamais de graisses malsaines comme la margarine, l'huile de tournesol, de colza, de carthame, de soja, l'huile de graines de coton ou de pépins de raisin. Il s'agit presque systématiquement d'huiles transformées, issues d'organismes génétiquement modifiés et dont les proportions d'oméga-6 et d'oméga-3 en font des ingrédients très malsains.

Dois-je compter les calories ?

Oui, vous devez évaluer vos apports énergétiques. Une fausse croyance, communément répandue, suppose qu'on pourrait manger en quantité illimitée et perdre du poids en même temps.

En réalité, on peut grossir même en suivant une diète faible en glucides. Si cette dernière situation est rare, le fait de comprendre quelques principes de base du fonctionnement de notre organisme va vous permettre d' éviter les erreurs les plus courantes.

Les régimes cétogènes sont naturellement rassasiants et agissent comme de véritables coupe-faim. Vous allez manger moins et sans avoir besoin de compter vos calories.

Néanmoins, si votre poids ne baisse pas pendant une durée supérieure à deux semaines, considérez votre apport énergétique avec plus d'attention.

Attention, il est fréquent de connaitre un moment dans votre changement de diète où votre poids, votre corps ne change pas, on appelle cela un "plateau",.

Un certain nombre de raisons peuvent expliquer ce plateau, cette stagnation dans les résultats : La cause n'est pas forcément de manger en trop grande quantité, il est même possible qu'en réalité, vous ne mangiez pas assez.

Éradiquez les édulcorants de votre alimentation et vous abstenir de grignoter entre les repas va vous permettre de dépasser ce plateau, cette période de stagnation dans votre perte de poids.

D'expérience, je peux dire que la perte de gras devient plus difficile lorsqu'on se rapproche de son poids de forme.

Le Guide de Survie du Régime Cétogène

Voici quelques informations pratiques à suivre lorsqu'on se lance dans le style de vie Cétogène:

- Respectez le ratio cétogène suivant : Sur 100% des apports quotidiens en calorie, 70% à 90% des calories consommées doivent l'être depuis des lipides, 8% à 25% depuis des protéines et 2% à 5% depuis des glucides nets.

- Conservez une consommation quotidienne de glucides nets comprise entre 20 et 30 grammes. Rappel : Les glucides nets sont les glucides totaux auxquels on soustrait le poids des fibres.

- La consommation de protéines doit être modérée : entre 1,3 à 2,2 g par kilogramme de poids de votre masse maigre. La masse maigre est la masse totale (le poids) auquel on soustrait la masse grasse.

- Optez pour une consommation de graisses saines et variées : graisses saturées, oméga 3 et acides gras mono-insaturées.

- Mangez quand vous avez faim, même si ce n'est qu'un repas par jour. Vous n'avez pas à vous limiter en terme de quantités. Essayez simplement d'arrêter de manger quand vous êtes rassasié.

- Ne comptez pas les calories. Une alimentation cétogène est naturellement rassasiante, vous ne devez vous concentrer que sur la quantité de lipides et par entrainement, la quantité de glucides.

- Buvez plus d'eau.

- Méfiez-vous de tout le sucre caché dans les plats préparés et tous les produits issus de l'industrie agro-industrielle. Lisez toujours les étiquettes avec la plus grande attention.

- Évitez a tout prix les produits étiquetés comme étant "allégés" "sans matière grasse" ou "sans gras". Ne consommez que de vrais produits, comme de la viande, des œufs, des légumes non traités, non pasteurisés, stérilisés et des produits laitiers entiers, tous issus de l'agriculture biologique.

- Ne faites aucune confiance aux produits "allégés en sucre" ou utilisant des édulcorants. Préférez des aliments naturellement faibles en glucides.

- Augmentez votre consommation d'électrolytes (sodium, magnésium et potassium).

Une des meilleures façon d'améliorer la proportion de sodium dans notre organisme est de consommer du bouillon d'os que vous aurez cuisiné vous-même.

Perdre du sodium signifie dans la plupart des cas que vous perdez également du potassium.

Vous pouvez compenser cet inconvénient en ajoutant du basilic, du curcuma, du saumon, de la poudre de cacao, du thon et des avocats à vos menus.

Ajoutez en quantité des avocats, des noix et des légumes verts à feuille à votre alimentation.

Ajoutez également du maquereau, des haricots verts et des graines de citrouille pour assurer à votre corps la bonne quantité de magnésium.

Si nécessaire, et après avoir consulté un spécialiste, vous pourrez ajouter des suppléments adaptés à votre alimentation.

- Interrogez-vous sur votre aptitude à gérer le stress, qui occasionne également des troubles qui peuvent être aussi psychologiques que physiques.

Ressentir du stress augmente potentiellement votre niveau de cortisol, une hausse qui entraîne une augmentation du taux de glycémie. Ce mécanisme, utile en cas de réel danger, est nuisible lorsqu'il s'installe de façon répétée et prend place dans le quotidien.

En augmentant votre glycémie, le stress va diminuer la quantité de cétones produits par votre organisme et vous faire inévitablement sortir de l'état de cétose.

- Pratiquez régulièrement une activité physique : vous allez ainsi habituer votre organisme à stocker les glucides dans vos muscles et votre foie. Ce stockage permet d'augmenter votre tolérance à la présence d'une quantité de glucides supérieure dans votre organisme sans que celui-ci ne sorte de l'état de cétose.

Lorsque vous adoptez un régime cétogène, vous obligez votre corps à brûler plus de gras, car le taux de glucides présents dans votre organisme a diminué.

Forcer votre corps à utiliser le gras comme source d'énergie entraîne un développement de la musculature. Pour pouvoir retirer tous les avantages de cette situation, vous devriez adopter une activité physique en associant des exercices de faible intensité à d'autres exercices plus orientés vers l'amélioration de votre endurance.

- Préparez-vous : planifiez vos menus à l'avance pour éviter les «accidents de parcours». Restez motivé et concentrez-vous sur votre objectif en gardant à l'esprit les bénéfices à court terme et à moyen terme de ce changement d'alimentation !

CHOISIR VOS ALIMENTS CÉTOGÈNES

Utilisez les informations suivantes pour sélectionner les ingrédients les plus sains afin de profiter pleinement de tous les bienfaits d'une diète cétogène.

Aliments à Consommer autant que vous le voulez.

Privilégiez les protéines animales provenant d'animaux élevés le plus librement possible, conformément à leur état naturel.

LES PROTÉINES ANIMALES À VOLONTÉ

- De la viandes d'animaux ayant mangé de l'herbe en plein champ (bœuf, agneau et venaison). Évitez autant que possible les saucisses et les viandes panées, les viandes hachées et mélangées ou les viandes en sauce;

- Des poissons et fruits de mer pêchés dans leur habitat naturel, à l'état sauvage;

- De la viande de porcs ou de volailles élevés en plein air et nourris conformément aux règles de l'élevage biologique;

- Des œufs de poules élevées en plein air et nourries conformément aux règles de l'élevage biologique;

- Du ghee et du beurre réalisé à partir de lait de vaches élevées en plein air et nourries conformément aux règles de l'élevage biologique;

- Des abats provenant d'animaux élevés en plein air et nourris conformément aux règles de l'élevage biologique : Foie, cœur, reins etc.

LES GRAISSES SAINES À VOLONTÉ

- Pour les graisses saturées : saindoux, gras de poulet, de canard, d'oie, beurre, ghee et huile de coco;

- acides gras mono-insaturés : avocat, noix de macadamia et huile d'olive;

- oméga-3 polyinsaturés, en particulier d'origine animale : poisson gras et fruits de mer.

LES LÉGUMES À VOLONTÉ

- légumes verts : blettes, épinards, laitues, ciboulette, endives;

- certains légumes crucifères : chou, chou-rave et radis. Le céleri, les asperges, les concombres, les courges, les courgettes, les courges spaghetti et les pousses de bambou

LES FRUITS, NOIX ET GRAINES À VOLONTÉ

- Avocats, noix de coco, noix de macadamia

LES BOISSONS ET CONDIMENTS À VOLONTÉ

- Eau, café, thé, "grattons" de porc, mayonnaise, moutarde, pesto, bouillon d'os à moelle, cornichons et aliments fermentés (kombucha, choucroute : faits maison et sans additifs ni conservateurs)

- Toutes les épices et toutes les herbes aromatiques.

- Le jus de citron ou de citron vert et leurs zestes.

Aliments à Ne Consommer Qu'Occasionnellement

LÉGUMES, CHAMPIGNONS ET FRUITS A CONSOMMER OCCASIONNELLEMENT

- La plupart des légumes crucifères (chou vert, chou rouge, chou-fleur, brocoli, choux de Bruxelles, fenouil, navet et rutabaga);

- Aubergines, tomates et poivrons;

- Certaines racines (comme les racines de persil), oignons de printemps, poireaux, oignons, ail, champignons et courges;

- les légumes issus de la mer (nori et kombu), le gombo, les germes de soja, les pois chiches sucrés, les fèves, les artichauts et les châtaignes;

- les fruits rouges (mûres, bleuets, fraises, framboises, canneberges, mûres, etc.), rhubarbe et olives.

Protéines Animales Et Produits Laitiers A Consommer Occasionnellement

- Bœuf, volaille, œuf et ghee ne provenant pas d'élevages biologiques.

- Produits laitiers (yaourt nature, fromage frais, crème, crème fraîche et fromage)

- Lardons, jambon et bacon : Méfiez-vous des effets nocifs des additifs et du sel nitrité .

Noix et graines

- Les noix de pécan, les amandes, les noix, les noisettes, les pignons, les graines de lin, les graines de citrouille, les graines de sésame, les graines de tournesol et les graines de chanvre;

- Les noix du Brésil (évitez d'en manger en excès, du fait de leur forte teneur en sélénium).

Produits issus du soja fermenté

- Privilégiez les produits issus du soja fermenté (tempeh, sauce soja);

- Soja vert et soja noir (non transformé).

Condiments

- Édulcorants sans sucre (stévia, érythritol, ...);

- Épaississants: gomme de xanthane ;

- Préparation à base de tomate non sucrée (concassées, purée, coulis, sauces et ketchup);

- cacao et poudre de caroube, chocolat noir (à plus de 70% de cacao) et cacao en poudre;

- Méfiez-vous des chewing-gums et des sirops «sans sucre».

CERTAINS LÉGUMES, FRUITS, NOIX ET GRAINES AVEC DES GLUCIDES MOYENS

- Légumes-racines (céleri, carotte, betterave, panais et patate douce);

- Abricot, melon d'eau, melon de Cavaillon, pêche, nectarine, pomme, pamplemousse, kiwi, orange, prunes, cerises, poires et figues;

- Fruits secs (datte, fruits rouges, raisin sec, figue...) En toute petite quantité !

- Pistache et noix de cajou et châtaigne.

ALCOOL

- Vin sec, rouge ou blanc et alcool fort (non sucré). Tous les alcools sont à éviter lorsqu'on cherche à perdre du poids. Ce n'est que lorsqu'on passe au stade de la stabilisation du poids qu'on peut envisager de (un peu) boire de l'alcool.

Aliments à Éviter Totalement

Les aliments riches en glucides et les protéines animales transformées.

- Évitez toutes les céréales, y compris le blé, le seigle, l'avoine, le maïs, l'orge, le millet, le boulgour, le sorgho, le riz, l'amarante, le sarrasin et les grains qu'on aura fait germer. Évitez aussi le quinoa et les pommes de terre. Cette liste inclut les dérivés de céréales comme le pain, les pizza, les biscuits ...

- Évitez le sucre et les sucreries (sucre blanc de table, sirop d'agave, glaces, gâteaux, bonbons...)

- Évitez le porc élevé en batterie et les poissons d'élevage. Vous éviterez ainsi d'ingérer des acides oméga-6 à effet inflammatoire et des biphényles polychlorés (BPC).

- Évitez les poissons ayant tendance à stocker le mercure : espadon, requin...

- Évitez les aliments transformés contenant du carraghénane, un extrait d'algue rouge servant souvent d'épaississant (il peut être présent dans certains produits à base de lait d'amande), des sulfites (par exemple des fruits séchés, de la gélatine). Pensez à vérifier les étiquettes !

- Évitez les édulcorants artificiels (aspartame, acésulfame, sucralose, saccharine...)

- Évitez les graisses et huiles raffinées (comme les huiles de tournesol, carthame, coton, canola, soja, de pépins de raisin ...) et les gras dit "trans" comme la margarine

- Évitez les produits à faible teneur en gras, à faible teneur en glucides et à teneur nulle en glucides (certaines boissons gazeuses, gommes à mâcher et sirops peuvent se révéler être riches en glucides ou même contenir des additifs artificiels comme du gluten.)

Remarque : Le lait est extrêmement difficile à digérer, car il ne contient pas les «bonnes» bactéries. Ces dernières sont détruites lors de l'opération de pasteurisation. Le lait peut même contenir des hormones et des antibiotiques, mais on soulignera surtout qu'il contient un taux de glucides élevé [4 à 5 grammes de glucides par 100 ml] .

Si vous devez absolument en verser dans votre café, remplacez-le par de la crème en petite quantité.

Vous pouvez évidemment continuer à consommer du lait, mais gardez à l'esprit le fait qu'il ajoute des glucides à votre alimentation.

- Évitez les boissons alcoolisées (bière, vin doux, cocktails,...), à l'exception des spiritueux et des vin secs, en petites quantités;

- Évitez les fruits tropicaux (ananas, mangue, banane, papaye, etc.) et certains fruits à haute teneur en glucides (mandarine, raisin, etc.). Évitez tous les jus de fruits du commerce (même les soi-disant 100% jus frais !);

- Évitez aussi les Smoothies. Même si c'est ne sont pas les pires ingrédients car ils contiennent des fibres, vous devez tout de même les limiter autant que possible. Cette remarque inclut également les fruits secs (dattes, raisins secs, ...), sauf si vous en avez une consommation mesurée et peu fréquente;

- Évitez les produits dérivés du soja, à l'exception de quelques produits fermentés comme le Tempeh, le Miso ou le Natto, dont les bénéfices pour votre santé sont bien connus;

- Évitez le gluten de blé, qui est souvent utilisé dans la composition de certaines préparations à faible teneur en glucides;

- Évitez les édulcorants, même ceux à faible teneur en glucides.

Il peut paraître difficile de déterminer précisément quels édulcorants sont appropriés dans le cadre d'un régime cétogène.

Il s'agit tout d'abord d'éviter complètement le sucre sous sa forme directement identifiable. Ensuite, il faut garder à l'esprit que tous les édulcorants ne sont pas forcément adaptés à un régime faible en glucides, et que tous les édulcorants pauvres en glucides ne sont pas toujours sains.

Le cas particulier des édulcorants

Quels sont les édulcorants «sains» ?

On peut choisir comme édulcorant sain le miel cru, le sirop de datte, le sirop d'érable ou le sucre de coco.

Vous remarquerez que ce sont les mêmes édulcorants recommandés pour les régimes paléo.

Pourtant, si vous souhaitez perdre du poids, vous devez tous les éviter. Le sucre reste un ingrédient nuisible qui peut potentiellement nuire à la cétose, ceci malgré toutes les qualités et les vertus de l'édulcorant en question.

Liste des édulcorants acceptables dans le cadre d'un régime cétogène:

LA STÉVIA

La Stévia est l'un des meilleurs édulcorants ayant une faible teneur en glucides et un de nos préférés. Extrait à partir d'herbe, il n'apporte aucune calorie et n'a aucun effet sur la glycémie.

L'effet sucrant est différent selon les versions de produit, vous aurez donc à trouver celle qui correspond aux préférences de votre palais. Gardez simplement à l'esprit que la stévia est approximativement 200 à 300 fois plus sucrée que le sucre. Et veillez à garder à l'esprit qu'ajouter de la stévia finit par donner un goût amer aux aliments.

Il s'agit donc d'associer la stévia avec un autre édulcorant comme l'érythritol pour éviter que la saveur soit désagréable. Continuez à éviter les édulcorants contenant du sucre, de la dextrose ou de la maltodextrine, qui augmentent inévitablement le taux de sucre dans le sang.

L'ERYTHRITOL

On retrouve de l'érythritol de façon naturelle dans les fruits, les légumes et les aliments fermentés. C'est un alcool de sucre qui n'altère pas la glycémie et contient très peu de calories. L'érythritol sera régulièrement utilisé dans la composition de menus à faible teneur en glucides.

XYLITOL

Le xylitol est un alcool de sucre qu'on va trouver naturellement dans les fibres de certains fruits ou légumes. Ce substitut de sucre à un apport calorique largement inférieur au sucre et un indice glycémique très faible. Le xylitol n'affecte pas la glycémie lorsqu'il est consommé avec modération. Néanmoins, le xylitol peut occasionner certains problèmes digestifs, surtout lorsqu'on en consomme plus de 50 grammes.

LES ÉDULCORANTS À ÉVITER

Évitez l'ensemble des produits sucrants ou édulcorants contenant des glucides, comme le sucre blanc, le sirop de maïs ou sirop de fructose et le sirop d'agave. Prenez le temps de lire attentivement les étiquettes, le fructose étant caché un peu partout.

Le sirop d'agave est souvent présenté comme un aliment bénéfique et c'est vrai dans la plupart des cas, mais pour ceux d'entre nous qui suivent un régime cétogène, le fait que le sirop d'agave soit riche en fructose en fait un ingrédient des plus néfaste.

De même, les édulcorants artificiels suivants doivent être évités : L'aspartame, la saccharine, le sucralose ou l'acésulfame K. Même s'ils donnent l'impression d'être une option envisageable, ils déclenchent inévitablement l'envie de consommer du vrai sucre, car ils en rappellent le goût. De même, leur consommation régulière entraîne également des effets secondaires indésirés comme des ballonnements, des migraines et une prise de poids.

Notez également que certaines études cliniques font même état de liens entre la consommation de ces édulcorants artificiels et l'apparition de certains types de cancer.

Les Raccourcis vers la cétose

Vous pouvez boire à volonté des boissons comme du thé ou du café. Ces deux boissons ne contiennent pas de glucides et facilitent la réduction de l'appétit. Le matin, on peut ajouter de la crème fraîche au café ou y ajouter un peu d'huile MCT, une huile liquide à base d'acides gras à chaîne moyenne (MCT = Medium Chain Triglycérides). Cela permet à l'organisme de démarrer plus facilement en stimulant les niveaux d'énergie.

Épices

Les épices permettent de varier les saveurs de votre alimentation très facilement et permettent d'égayer vos assiettes en même temps qu'elles apportent de grands bénéfices pour votre santé.

Les épices recommandables sont : le poivre noir, le basilic, le poivre de Cayenne, la coriandre, la cannelle, le cumin, le romarin, la sauge, l'origan, le persil, le thym et le curcuma.

Il faut savoir que certaines préparations d'épices contiennent une petite quantité de sucre. Soyez également prudents avec les sauces déjà préparées. La plupart contiennent du sucre ajouté.

Raccourci à la cétose : Suggestions de substitutions alimentaires

Une fois que vous serez lancés dans la préparation de recettes cétogènes, il vous sera utile d'aller plus loin que les recettes présentées dans ce livre. Il s'agira alors de trouver des variantes à vos recettes préférées en cherchant des alternatives à certains ingrédients.

Énormément d'ingrédients sont de simples dérivés glucidiques, difficiles à éviter.

Voici quelques suggestions sur les meilleures manières de remplacer les glucides actuellement dans votre alimentation.

UTILISEZ DES FARINES DIFFÉRENTES

Les farines de blé sont une source de glucides à éviter. Elles ne vous offriront que peu de valeur nutritive et vous avez tout intérêt à les remplacer par de la farine de noix de coco, d'amande ou de noix.

Vous aimiez la purée, les pommes de terre en robe de chambre, les frites et les petites pommes de terres sautées ? C'est terminé. Remplacez les pomme de terre, cet ingrédient à haute teneur en glucides par des tubercules et d'autres légumes-racines.

Les panais et les rutabagas sont une alternative merveilleuse pour l'essentiel des recettes utilisant la pommes de terre. Ces tubercules sont pauvres en glucides, riches en potassium, et proposent des saveurs subtiles et délicieuses.

Dans tous les cas, on peut remplacer les pâtes et le riz par des légumes. Pensez à remplacer les sempiternels spaghettis par de la courge et même, de la courge spaghetti. De même, des courgettes rissolées à l'huile d'olive font un substitut délicieux aux pâtes et apportent une satiété aussi importante que du riz ou des pâtes.

Faites un essai exotique : goûtez les nouilles de soja. Elles ne comportent que peu de glucides en proportion, approximativement 10 grammes de glucides pour une portion de 100 grammes.

On peut s'étonner de la consistance inhabituelle de ces pâtes, mais elles sont un régal à ajouter sans hésiter à vos soupes et vos plats cuisinés.

Le chou offre également une alternative intéressante aux nouilles. Pensez à faire sauter votre chou avant de l'ajouter à vos viandes avec votre mélange d'épices préférées.

Une des solutions les plus fréquemment choisie pour les recettes de ce livre est le riz de chou-fleur, qu'on peut réaliser très simplement, comme cela est détaillé plus loin dans le livre. Cette alternative cétogène au riz rencontre un immense succès auprès de l'ensemble des personnes qui l'expérimentent.

Le fromage et les produits laitiers sont de faux amis du régime cétogène.. Même s'ils sont riches en graisses, ils sont le plus souvent additionnés de sucre pour des raisons commerciales. Vous seriez surpris des quantités de sucre ajoutées au lait frais. Rien d'étonnant au fait que tous les enfants l'adorent!

Hydratez, hydratez, hydratez!

- Le régime cétogène va permettre de restaurer l'aptitude de notre organisme à gérer la production d'insuline. Il entraine également un accroissement des urines et de la production de sueur. Si vous ne compensez pas ce phénomène, par une consommation d'eau supérieure, vous risquez de vous déshydrater dangereusement.

Diète cétogène et alcool

Une diète cétogène est-elle compatible avec la consommation d'alcool ?

Certains alcool comme la vodka, le whisky et la tequila ne contiennent pas de glucides. De même, un verre de vin rouge ou un verre de vin blanc dit "sec" ne contiendront que peu de glucides, approximativement entre 0,5 et 0,8 g par verre.

Cela dit, notre corps ne peut pas stocker l'alcool sous forme de gras : il doit le transformer, le "métaboliser". Le résultat de cette opération, c' est que notre corps va brûler l'alcool plutôt que le gras pour s'en servir de carburant. Ce qui n'est pas ce que nous voulons dans le cadre d'une diète cétogène.

Vous ne devriez donc pas boire d'alcool en même temps que vous mangez. De même, gardez à l'esprit que la cétose va diminuer votre tolérance à l'alcool.

JEÛNE INTERMITTENT

- Pratiquer un jeûne intermittent signifie simplement de programmer ses repas. Pas forcément de changer la composition de ces repas. Pour pratiquer un jeune intermittent, il suffit de choisir des horaires de repas espacés par une période de jeûne de douze à seize heures consécutives.

Le jeûne augmente le taux de combustion des graisses de votre métabolisme et entraine une réduction de la consommation de calories.

On peut aborder le jeûne de trois façons différentes :

Dans la première, on va simplement sauter un repas par jour, en général, le petit déjeuner parce que le matin est le moment de la journée où la faim est moins forte.

La deuxième approche va être celle qui consiste à organiser des périodes de jeûne à l'intérieur de la journée, pendant une durée toujours située entre douze et seize heures. Par exemple, on peut petit-déjeuner à sept heures du matin, puis ne plus rien manger d'autre jusqu'à sept heures du soir. Il est possible de boire du thé, du café ou de l'eau pendant cette période de jeûne.

La troisième approche consiste à ne rien manger de solide pendant une durée à déterminer. On peut parler de l'exemple de la journée entière de jeûne même si de nombreux exemples existent de durée bien supérieure.

Jeûner peut paraître difficile à mettre en place, mais cette pratique accélère sérieusement la perte de poids.

Questions Fréquentes

Pourquoi avoir écrit ce livre ?

Depuis des années, on nous répète que les graisses sont mauvaises pour notre santé. Que nous devons manger plus de glucides. Mais au fur et à mesure des avancées scientifiques et de l'accroissement de nos connaissances en nutrition, nous découvrons que le gras n'est pas aussi mauvais que nous le pensions !

Avec ce livre, nous avons décidé de répondre aux questions qui se posent à tous quand on envisage une alimentation quotidienne qui augmente la proportion de gras.

Nous, c'est une équipe d'utilisateurs convaincus réunis autour du fondateur de perdreduventre.tv et de monateliersante.fr : Oscar Valdemara.

Des hommes et des femmes qui, malgré leurs profils différents rencontraient tous les mêmes problèmes : perte d'énergie, prise de poids, problèmes digestifs, problèmes de peau, maladies...

Des hommes et des femmes qui expérimentent l'impact négatif de leur alimentation, jour après jour, sans croire aux miracles ni aux solutions extrêmes.

Ce livre est l'aboutissement d'expériences communes cumulées sur ces quinze dernières années.

La diminution des glucides dans l'alimentation est-elle une source de problème ?

Non, car si les glucides permettent bien de fournir de l'énergie à notre corps, notre organisme est également prévu pour transformer les lipides en glucose puis en énergie.

La réduction des glucides dans notre alimentation ne diminue-t-elle pas l'apport de fibres dans le régime alimentaire ?

Si. Mais les fibres peuvent facilement être obtenues à partir d'autres sources d'alimentation, comme les légumes. On peut aussi décider d'ajouter des pro biotiques et des aliments fermentés à sa diète, pour permettre à son système digestif de rester dans un état de bon fonctionnement.

Mais que vais-je pouvoir manger ?

Ce livre donne de nombreuses recettes pour vous permettre de vous alimenter conformément à vos goût et vos besoins. Mais attention : Opter pour un régime cétogène, ce n'est pas seulement décider de passer à une alimentation faible en glucides.

Plutôt que de perdre du temps à compter les glucides dans votre assiette, prenez plutôt conscience de votre corps et de ses besoins. Découvrez comment il réagit aux différents aliments que vous consommez.

Donnez-vous à votre corps tous les nutriments dont il a besoin? Un régime cétogène est autant un changement de mode de vie que d'état d'esprit. La nourriture est d'abord une source d'énergie, et certains aliments offrent des combustible plus efficaces que d'autres. D'autres aliments seront plutôt choisis pour leur saveur.

Sachez qu'il est possible de choisir de manger des aliments bons pour votre santé et qui donnent du plaisir à vos papilles.

Ceci dit, sachez que le passage à une alimentation saine et non sucrée va diminuer votre appétence pour les aliments malsains. Laissez à votre organisme une période d'approximativement deux semaines pour que vos papilles gustatives s'ajustent à vos besoins réels et que vos envies de sucre disparaissent.

Lorsqu'on souhaite perdre du poids, pourquoi choisir un régime cétogène ?

La plupart des régimes ne visant que la perte de poids échouent. Les régimes ayant le plus grand taux de réussite sont ceux qui permettent d'éviter la sensation de faim.

Lorsque le corps utilise des graisses et donc, des corps cétoniques comme source d'énergie, il en résulte également un équilibre hormonal et une gestion particulière des messages associés à la satiété. Cette gestion permet une diminution notable des fringales, une gestion des choix alimentaires plus sains et une perte de poids plus importante.

Pensez à demander la version couleur de ce livre, disponible pour les lecteurs de ce livre sur simple présentation d'un justificatif d'achat. Elle intègre les photographies des recettes et une présentation encore plus pratique des informations.

Sur simple demande par email à oscar[POINT]valdemara[AT] gmail[POINT]com

Avertissement

Le contenu proposé sur le site PerdreDuVentre.tv, MonAtelierSanté. fr et dans ce livre, vous est proposé à des fins strictement informatives. Consultez toujours un professionnel de santé compétent avant d'apporter des modifications diététiques majeures à votre alimentation ou avant de prendre des suppléments alimentaires qui peuvent interférer avec des médicaments. Demandez toujours l'avis de votre médecin ou d'un autre professionnel qualifié pour toute question portant sur un problème de santé. L'information qui apparaît sur nos sites et dans ce livre ne doit en aucun cas remplacer les conseils, le diagnostic ou le traitement médical de professionnels. Consultez toujours un professionnel qualifié au sujet de vos questions de santé. Ne réfutez pas l'opinion d'un professionnel de la santé et ne tardez jamais à consulter si vous êtes interpellés par ce que vous avez lu sur notre site ou dans ce livre.

PETITS DÉJEUNERS

CRÊPE GRILLÉE

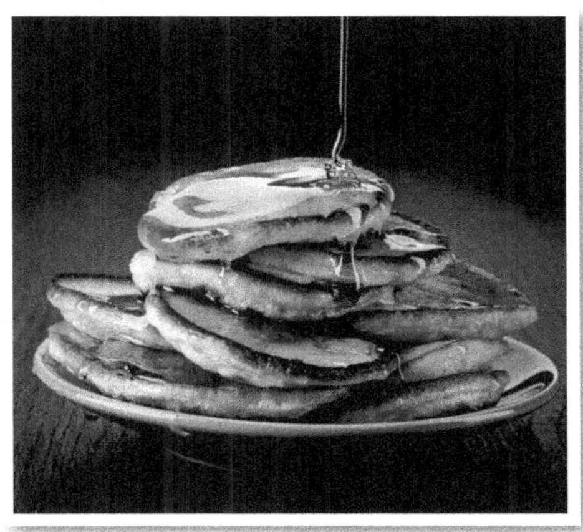

J'étais à la recherche d'un petit-déjeuner plus appétissant et plus savoureux qu'une simple recette de crêpe au fromage. Après quelques recherches en cuisine, voilà ce que j'ai trouvé : une recette faible en glucides, sans gluten et qui me rappelle mes tartines de pain grillé.

Pour 1 personne; Préparation: 5 minutes; Temps de cuisson: 8 minutes.

Pour 1 portion : 397 Calories / Matières grasses 19,4 g (Dont matières grasses saturées 9,3 g) / Glucides 9,3g / Apport Net en Glucide : 17,4 / Fibres 1,9 g / Protéines 15,9 g

Calories provenant des glucides (13%), protéines (30%), gras (57%)

Ingrédients

- 2 œufs

- 2 grosses cuillères de Mascarpone ou de St Moret

- 1 cuillère à soupe de farine de coco

- 1/2 cuillère à café de cannelle en poudre

- 1/2 ou 1 sachet de Stévia

- Sirop d'érable ou beurre

- Beurre salé ou huile de coco

Préparation

Mélangez tous les ingrédients au robot ou à la main jusqu'à obtenir une consistance lisse.

Faites chauffer le beurre dans une poêle à feu moyen.

Versez la moitié de la pâte à crêpe dans la poêle. Laissez cuire 2 minutes, puis retournez et laissez cuire encore 1 minute. Garnissez de beurre salé ou de sirop d'érable.

MUFFIN AUX OEUFS

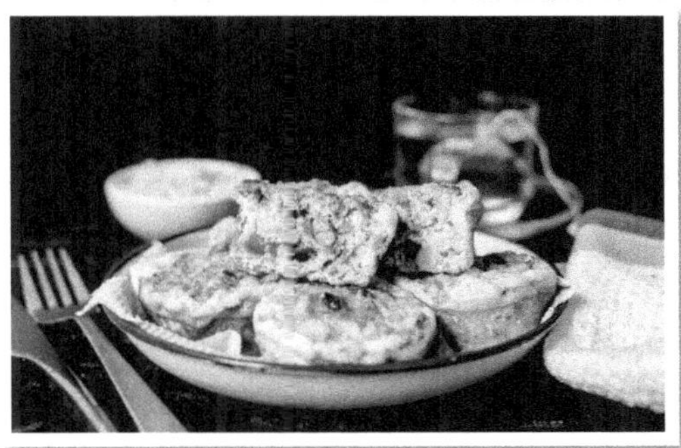

Le moyen le plus rapide de préparer un petit déjeuner cétogène ?
La réponse est simplissime : voici le muffin aux œufs, prêt en une
minute!

Pour 1 personne; Préparation: 5 minutes; Temps de cuisson: 5
minutes.

Pour 1 portion : 294 Calories / Matières grasses 24,6 g / Glucides
5,1g / Apport Net en Glucide : 3,4 g/ Fibres 1,7 g / Protéines 13,4 g

Calories provenant des glucides (5%), protéines (18%), gras (77%)

Ingrédients

- 1/3 de tasse de légumes hachés (brocoli, asperges ou
  épinards)

- 1 cuillère à soupe de beurre ou de ghee

- 1 cuillère à soupe de tomates séchées, égouttées et hachées

- 3 cuillères à soupe de parmesan râpé ou une tranche de
  bacon grillé

- 1 gros œuf

- 1 Pincée le sel et le poivre

Préparation

Placez tous les légumes, à l'exception des épinards, dans un grand récipient. Ajoutez 1 cuillère à soupe de ghee ou de beurre dans une casserole puis faites cuire quelques minutes à la casserole (ou une minute au micro-ondes).

Disposez les épinards et le parmesan (ou le bacon grillé) dans une caissette à muffin ou un autre type de moule qui supporte la cuisson.

Ajoutez l'œuf à la fin, puis assaisonnez avec du sel et du poivre noir.

Mettez la caissette au four (ou au micro-ondes pendant une minute) jusqu'à ce que l'œuf soit cuit à votre goût.

SALADE MATINALE

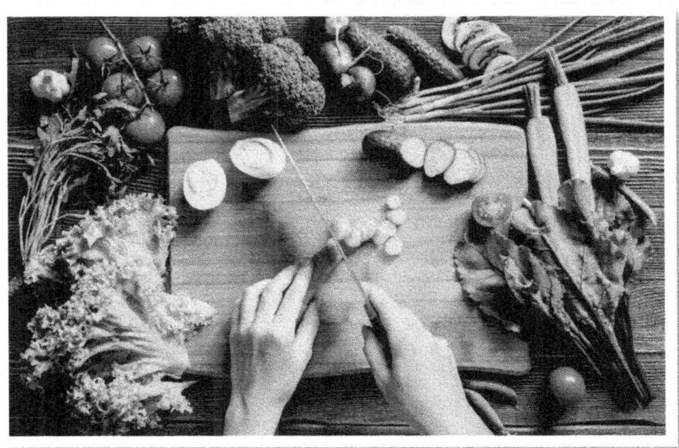

Une salade au petit déjeuner ? Et pourquoi pas? Une salade composée, avec des carottes, du vinaigre balsamique et des œufs dont le jaune coulera quand vous les couperez... Voilà un excellent repas pour commencer la journée. Un steak grillé peut représenter un excellent complément à cette salade.

Pour 1 personne; Préparation: 10 minutes; Temps de cuisson: 5 minutes.

Pour 1 portion: 421 Calories / Matières grasses 34,1 g / Glucides 16 g / Apport Net en Glucide : 10,7 g/ Fibres 5,3 g / Protéines 15,2 g

Calories provenant des glucides (5%), protéines (25%), gras (70%)

Ingrédients

- 2 gros œufs

- 2 tasses de salade verte

- 1 grosse carotte, pelée

- 2 cuillères à soupe de ghee ou de beurre

- 1 pincée de sel de mer

- 1 pincée de poivre noir fraîchement moulu

- Vinaigre balsamique

Préparation

Faites chauffer une petite poêle jusqu'à ce qu'elle soit très chaude. Dans le même temps, triez vos légumes dans un saladier. Pelez vos carottes et ajoutez-les à la salade.

Versez le ghee (ou le beurre) dans votre poêle bien chaude et faites frire vos deux œufs.

Couvrez votre salade avec les œufs, en ayant pris soin d'éviter que du ghee en excès ne se mélange à votre assiette. Assaisonnez avec le sel et le poivre et d'un trait de vinaigre balsamique.

PARFAIT À LA VANILLE & AUX GRAINES DE CHIA

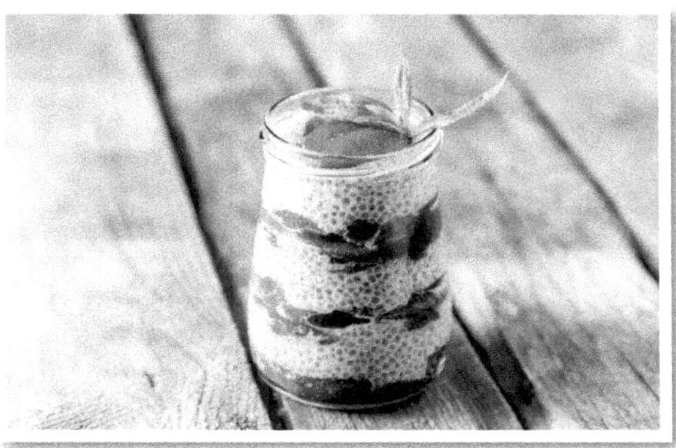

Les graines de chia sont riches en fibres et en minéraux et faibles en glucides nets. On peut en conclure qu'elle nous permettront de perdre du poids naturellement sans souffrir de la faim. Enfin une solution saine pour avoir les avantages du dessert dès le petit déjeuner!

Pour 2 personnes; Préparation: 5 minutes; Temps de cuisson: 5 minutes (ajoutez le refroidissement).

Pour 1 portion: 279 Calories / Matières grasses 23,8 g / Glucides 13,9 g / Apport Net en Glucide : 6 g/ Fibres 7,9 g / Protéines 5,8 g

Calories provenant des glucides (9%), protéines (9%), gras (82%)

Ingrédients

- 1 gousse de vanille (ou 1 cuillère à café d'extrait de vanille non sucrée)

- 1/4 tasse de graines de chia

- 3/4 tasse de lait d'amande

- 1/4 tasse de lait de coco

- 5 à 10 gouttes de stévia liquide

Préparation

Coupez la gousse de vanille dans le sens de la longueur et grattez les graines. Mélangez les graines de vanille, les graines de chia, le lait d'amande et le lait de coco. (Si vous préférez une texture lisse, utilisez des graines de chia moulues.) Sucrez avec de la stévia liquide.

Laissez reposer votre mélange au réfrigérateur pendant au moins 15 minutes ou, idéalement, toute une nuit.

Commencez alors à superposer les couches de votre parfait. Répartissez une première moitié des graines de chia au fond de deux bocaux en verre et réservez l'autre moitié.

Ajoutez une couche de confiture de fruits rouges de votre choix, puis une couche de crème fraîche. Répétez jusqu'à épuiser tous vos ingrédients.

Servez immédiatement ou conservez jusqu'à trois jours au réfrigérateur.

Vous avez aimé cette recette ?

Laissez une évaluation sur le site d'achat pour partager et faire connaitre ce livre.

MERCI !

GUACAMOLE CÉTOGÈNE

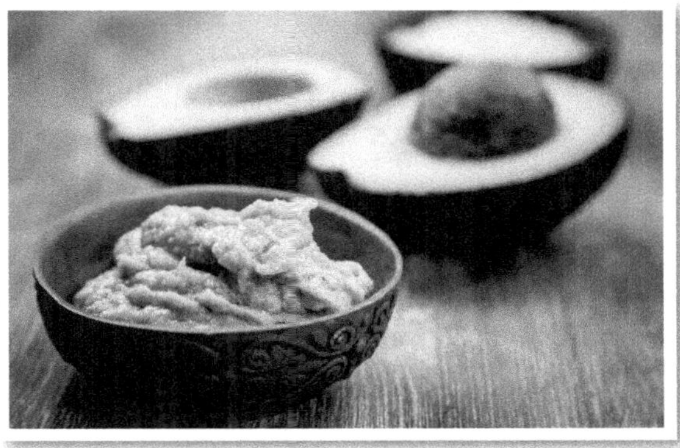

Voici la version Cétogène de la célèbre recette mexicaine. Une trempette à haute teneur en matières grasses qui sera parfaite pour votre alimentation pauvre en glucides. Composée principalement d'avocat, un ingrédient comportant 75% de matières grasses, principalement mono-insaturées, riche en vitamines B, K et E, ainsi qu'en potassium et en fibres, ce qui représente un raccourci de choix pour la cétose.

Pour 4 personnes; Préparation: 5 minutes; Temps de cuisson: 15 minutes.

Pour 1 portion: 309 Calories / Matières grasses 29,4 g / Glucides 13,4 g / Apport Net en Glucide : 3,3 g/ Fibres 10,1 g / Protéines 2,9 g

Calories provenant des glucides (4%), protéines (23%), gras (73%)

Ingrédients

- 1 jus de citron vert

- 1 petite échalote, émincée

- 3 avocats

- Poudre de chili ou poivre d'Alep (optionnel)

- Poivre fraichement moulu

- 3 pincées de sel

Préparation

Mélangez l'échalote et le jus de citron vert dans un bol de taille moyenne. Laissez mariner 10 minutes.

Coupez vos avocats en deux, enlevez les noyaux et récupérez la chair à la cuillère. Écrasez à la fourchette la moitié de la chair d'avocat ainsi récupérée.

Versez les échalotes et le citron dans le bol contenant les avocats écrasés et mélangez soigneusement.

Coupez le restant des avocats en cubes grossiers et incorporez-les aux avocats écrasés.

Poivrez au moulin et ajoutez du piment selon vos préférences, si vous le souhaitez.

MUFFIN DE COURGE

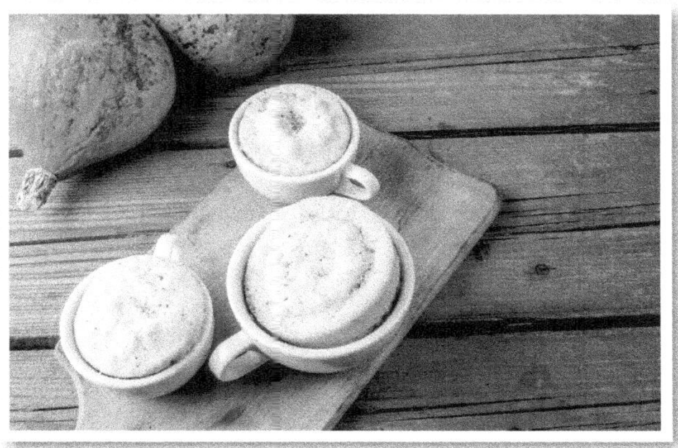

Des muffins de courge fraîche tous chauds et avec une faible teneur en glucides prêts en seulement deux minutes ? D'accord !

Pour 1 personne; Préparation: 5 minutes; Temps de cuisson: 5 minutes.

Pour 1 portion: 385 Calories / Matières grasses 31,3 g / Glucides 13,4 g / Apport Net en Glucide : 6,3 g/ Fibres 8,2 g / Protéines 14,6 g

Calories provenant des glucides (7%), protéines (15%), gras (78%)

Ingrédients

- 2 cuillères à soupe de purée de courge

- 1 cuillère à soupe de farine de coco

- 2 cuillères à soupe de farine d'amande

- 1 cuillère à soupe de graines de chia, moulues

- 1 gros œuf de poule élevée en plein air

- 1 cuillère à soupe d'huile de coco, de ghee ou de beurre bio

- 2 cuillères à soupe d'érythritol ou de l'édulcorant de votre choix

- 1/2 cuillère à café de mélange d'épices (cannelle, muscade, gingembre, clous de girofle)

- 1/8 cuillère à café de levure chimique (ou bicarbonate de sodium)

Préparation

Passez tous les ingrédients au micro-ondes pendant environ 2 minutes. Servez avec du yaourt entier, de la crème fraîche ou de la crème au lait de coco.

RECETTE DE GHEE
(OU BEURRE CLARIFIÉ)

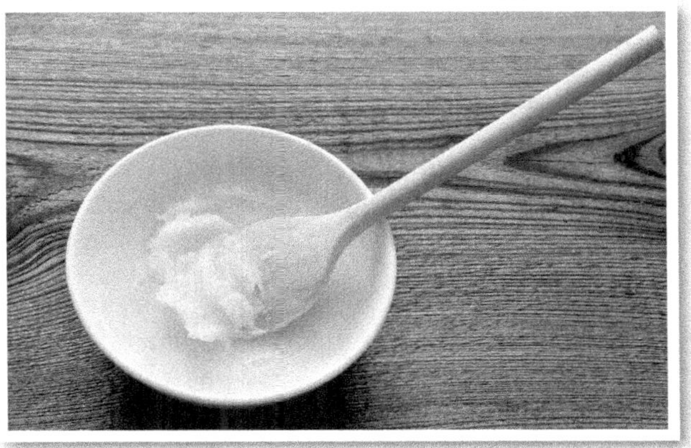

Un ingrédient à privilégier lorsqu'on vise une alimentation faible
en glucides, en particulier lorsqu'on a une intolérance à la caséine
ou au lactose. Cette cuisson du beurre élimine l'eau, les protéines et
le sucre contenus dans le lait. Le ghee est idéal pour tous vos plats
que vous souhaitez cuire à haute température, comme lorsque vous
faites frire, rissoler ou sauter ces ingrédients.

Pour 1 portion (3/4 de tasse, 14 g ou 16 cuillères à soupe);
Préparation: 1 à 2 minutes; Temps de cuisson: 15 minutes.

Pour 1 portion: 102 Calories / Matières grasses 11,5 g / Glucides 0 g
/ Apport Net en Glucide : 0 g / Fibres 0 g / Protéines 0,1 g

Calories provenant des glucides (0%), protéines (1%), gras (99%)

Ingrédients :

- 1 tasse de beurre non salé

Préparation

Faites fondre le beurre à feu très doux dans une casserole. Au fur et à mesure que le beurre fond, vous verrez les éléments solides du lait se séparer de la graisse claire.

Laissez mijoter gentiment, en surveillant attentivement. Des bulles vont commencer à se former jusqu›à se transformer en mousse. Les éléments solides du lait vont brunir et s›agglomérer.

Après 8 à 10 minutes, une fois que le beurre va commencer à bouillonner, les éléments solides du lait vont commencer à tomber au fond de la casserole. Retirez alors la casserole du feu.

Placez un chinois, ou une passoire à mailles fines sur une tasse ou un bol. Ajoutez un tissu à maille fine, ou une gaze comme celle utilisée pour faire du lait végétal, à votre passoire. Versez avec précaution le beurre fondu à travers votre filtre. Jetez les éléments solides du lait.

Entreposez votre ghee dans un récipient hermétique. Il n›est pas nécessaire de mettre votre ghee au réfrigérateur, mais si vous le faites, il peut être conservé pendant pratiquement un an.

OMELETTE DE LÉGUMES GRILLÉS AU PESTO

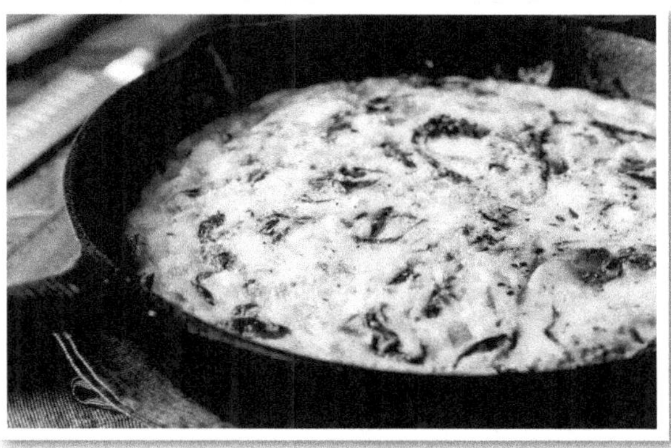

Voilà une excellente manière d'accommoder les restes de légumes en leur donnant un goût différent. Ce que je préfère, c'est de servir cette omelette dans une assiette profonde, d'y ajouter les légumes grillés, d'arroser de sauce au pesto, d'ajouter le fromage et le sel de mer. Aucun rapport avec vos légumes d'hier soir !

Pour 1 portion ; Préparation: 10 minutes; Temps de cuisson: 10 minutes.

Pour 1 portion: 406 Calories / Matières grasses 37,8 g / Glucides 3,1 g / Apport Net en Glucide : 2,6 g/ Fibres 0,5 g / Protéines 15,4 g

Calories provenant des glucides (6%), protéines (20%), gras (74%)

Ingrédients

- 1 cuillère à soupe d'huile d'olive ou de beurre

- 2 œufs battus

- 2 cuillères à soupe de pesto

- 1 cuillère à soupe de feta

- 1,5 tasse de légumes grillés, hachés

- 1 pincée de Sel

Préparation

Versez vos légumes dans une petite casserole, couvrez et chauffez à feu doux. Une fois les légumes suffisamment chauffés, réservez.

Chauffez une poêle avec votre huile à feu moyen.

Dans un bol de taille moyenne, battez énergiquement vos œufs.

Versez les œufs battus dans la poêle. Laissez cuire 2 à 3 minutes, puis retournez avec précaution. Ajoutez 10 à 20 secondes de cuisson supplémentaires.

Une fois cuite, disposez l'omelette sur une assiette. Garnissez avec les légumes.

Servez avec de la feta, du pesto et une pincée de sel.

CÉRÉALES CÉTOGÈNES

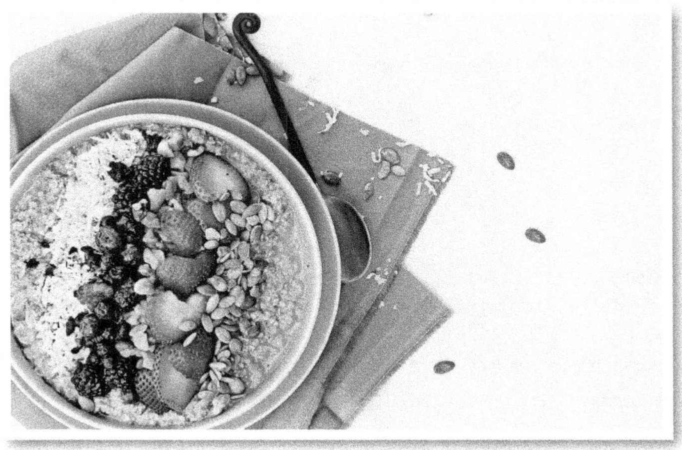

Commencez votre journée avec du plaisir grâce à ces céréales cétogènes! Pour ajouter du goût, grillez les flocons de noix de coco avant de petit déjeuner, ou préparez un mélange de stévia et de cannelle que vous ajouterez à votre sachet hermétique de céréales, pour les parfumer et vous permettre de simplement ouvrir votre sachet pour avoir un mélange de céréales prêt à l'usage. Pensez à en préparer suffisamment pour en faire un en-cas agréable et pratique en cas de petit creux inopiné.

Pour 1 portion ; Préparation: 5 minutes; Temps de cuisson: 5 minutes.

Pour 1 portion de 250 g : 593 Calories / Matières grasses 121 g / Glucides 6,7 g / Apport Net en Glucide : 2,8 g/ Fibres 6,8 g / Protéines 2,7 g

Ingrédients

- 1 sachet de 200 g de noix de coco en flocons

- Cannelle moulue

- Stévia

- Lait d'amande

- Quelques fraises de taille moyenne

- Huile de coco

Préparation

Préchauffez votre four à 180° (thermostat 6). Chemisez un moule à gâteau de papier sulfurisé, tapissez l'intérieur d'huile de coco.

Versez les flocons de noix de coco dans le moule à gâteau, puis laissez cuire au four pendant cinq minutes.

En mélangeant les flocons pour qu'ils soient tous bien grillés, laissez au four jusqu'à ce que les flocons soient bruns clairs et bien grillés.

Saupoudrez légèrement de cannelle.

Versez ½ tasse de ces croustilles de flocons de noix de coco dans un bol. Versez le lait d'amande non sucré. Coupez quelques fraises pour en garnir votre bol et dégustez.

PORRIDGE DE BUTTERNUT

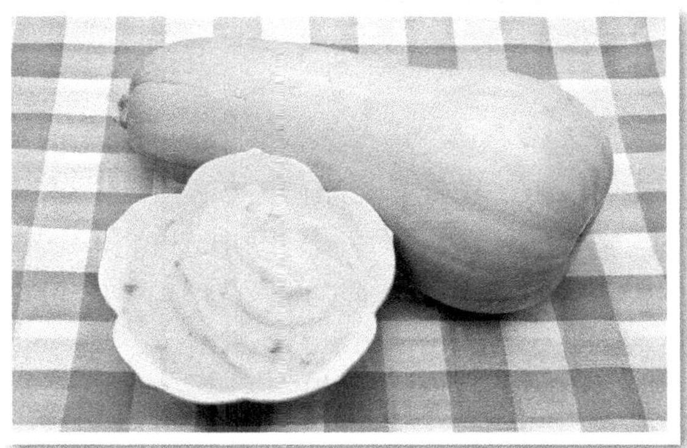

Voici une recette sans produit laitier ni gluten. Personnellement, la Butternut est ma courge préférée, j'adore sa saveur plus relevée. On peut rappeler que cette courge a un taux de bêta-carotène exceptionnel et qu'elle est truffée de vitamines et de minéraux. Bon appétit.

Pour 3 portions ; Préparation: 10 minutes; Temps de cuisson: 50 minutes.

Pour 1 portion : 143 Calories / Matières grasses 12,1 g / Glucides 9,3 g / Apport Net en Glucide : 7,9 g/ Fibres 1,9 g / Protéines 1,2 g

Calories provenant des glucides (3%), protéines (20%), gras (77%)

Ingrédients

- 1/4 tasse de lait de coco

- 1/2 cuillère à café de cannelle moulue

- 1 cuillère à soupe de noix de Grenoble, écrasées

- 1 Butternut, coupée en deux et épépinée

- De l'eau

- 7 cuillères à soupe de ghee

Préparation :

Préchauffez votre four à 180° (thermostat 6). Placez les Butternuts coupées en deux, ouverture vers le haut, dans un plat pouvant aller au four.

Remplissez le plat d'un demi-centimètre d'eau. Mettez au four. Laissez cuire approximativement une heure, jusqu'à ce que la butternut ait ramolli. Puis sortez le plat du four et laissez refroidir.

Écrasez ensuite la courge cuite à la fourchette dans un bol de taille moyenne, jusqu'à obtenir une consistance lisse. Ajoutez le ghee en remuant pour bien l'incorporer au mélange.

Versez le lait de coco et ajoutez la cannelle. Mélangez. Saupoudrez de noix grossièrement écrasées.

HACHIS DE COURGE ET DE COURGETTE

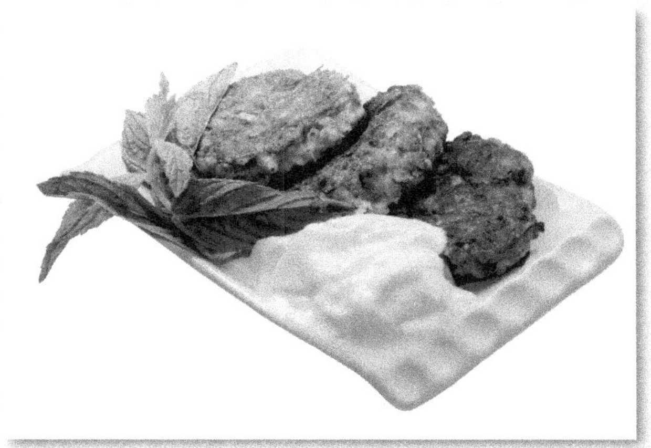

Simple à réaliser, copieux et pourtant faible en glucides. Ce repas est non seulement un excellent petit déjeuner mais aussi un fabuleux repas à tout moment de la journée.

Pour 2 portions ; Préparation: 10 minutes; Temps de cuisson: 25 minutes.

Pour 1 portion : 460 Calories / Matières grasses 35,8 g / Glucides 9,3 g / Apport Net en Glucide : 11,2 g/ Fibres 2,7 g / Protéines 24,5 g

Calories provenant des glucides (7%), protéines (22%), gras (71%)

Ingrédients

- 1 cuillère à soupe de ghee ou d'huile de coco

- 1 gousse d'ail pelée et émincée

- 4 tranches de bacon coupées en tranches fines

- 200 g de bœuf haché

- 1 tasse de courge, coupée en dés

- 1/2 cuillère à café de paprika

- 1/4 cuillère à café de cannelle

- 400 g de courgettes, coupées en dés

- Sel et poivre noir fraîchement moulus

- Optionnel : œufs biologiques au plat ou quelques morceaux d'avocats

Faites rissoler doucement de l'ail dans un peu de ghee à feu moyen pendant une minute. Ajoutez le bacon et laissez-le frire jusqu'à ce qu'il devienne croquant. Ajoutez ensuite la viande de bœuf hachée et faites-la revenir jusqu'à ce qu'elle soit bien dorée.

Ajoutez alors les dés de courge et laissez cuire encore 5 minutes. Ajoutez le paprika, la cannelle et les dés de courgettes.

Assaisonnez selon vos préférences avec du sel et du poivre noir. Laissez cuire encore 10 à 15 minutes en remuant fréquemment. Retirez du feu et réservez. Servez immédiatement. Vous pouvez ajouter à votre hachis des œufs au plat ou des morceaux d'avocats.

HACHIS DE CHOU KALE AU CHORIZO

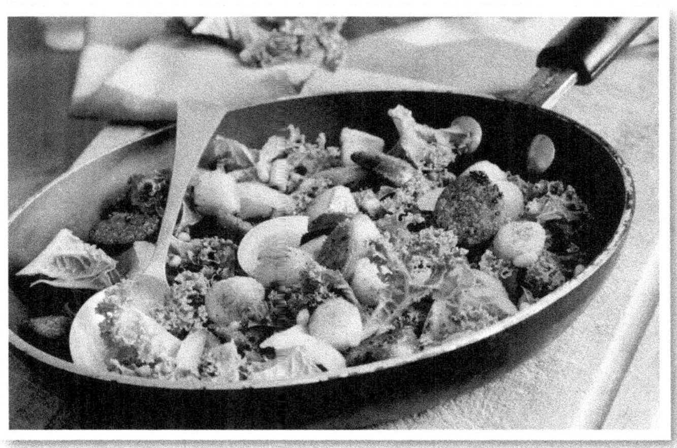

Le chou Kale n'est pas seulement très riche en nutriments, il est également pauvre en glucides : On peut estimer qu'il est très recommandable pour les adeptes d'une diète cétogène. De plus, sa saveur rustique se marie si bien au goût corsé du chorizo!

Pour 2 portions ; Préparation: 10 minutes; Temps de cuisson: 25 minutes.

Pour 1 portion : 608 calories / Matières grasses 49,6 g / Glucides 9,3 g / Apport Net en Glucide : 7,4 g/ Fibres 6,3 g / Protéines 29,8 g

Calories provenant des glucides (5%), protéines (20%), gras (75%)

Ingrédients

- 300 g de chou Kale

- 1 petit (100 g) de rutabaga

- 2 cuillères à soupe de ghee

- 1 oignon rouge de taille moyenne, pelé et émincé

- 200 g de viande de porc hachée finement

- 60 g de chorizo ou de salami, en tranches

- Sel et poivre fraîchement moulus

- Optionnel : des œufs biologiques ou morceaux d'avocats

Préparation :

Lavez et découpez grossièrement le chou Kale en morceaux d'approximativement 5 cm. Épluchez et découpez le rutabaga ou découpez des «fetuccini» de rutabaga en utilisant un éplucheur à légumes [*].

Dans une casserole chaude où vous aurez versé du ghee, versez l'oignon émincé et laissez cuire environ 3 minutes. Une fois vos oignons légèrement dorés, ajoutez le porc et laissez cuire 5 minutes, en remuant fréquemment pour éviter à la viande d'attacher. Ensuite, ajoutez le chou Kale et le rutabaga et laissez cuire 10 à 15 minutes. Remuez régulièrement.

Dans le même temps, faites rissoler le chorizo dans une autre poêle jusqu'à ce qu'il devienne croustillant. Ajoutez alors le chorizo et son jus de cuisson à la casserole contenant le chou frisé. Assaisonnez avec du sel et du poivre noir. Servez immédiatement.

[*] Découvrez, du même auteur, les détails de cette astuce de présentation dans son livre : **Alimentation Santé: CRU, 87 recettes délicieuses et saines, sans œuf ni lait ni soja, 11 petits déjeuners, 16 desserts, 4 pains crus et 18 sauces : Un guide complet pour se lancer !**

DÉJEUNER

PÂTÉ DE FOIE DE VOLAILLE A L'AIL

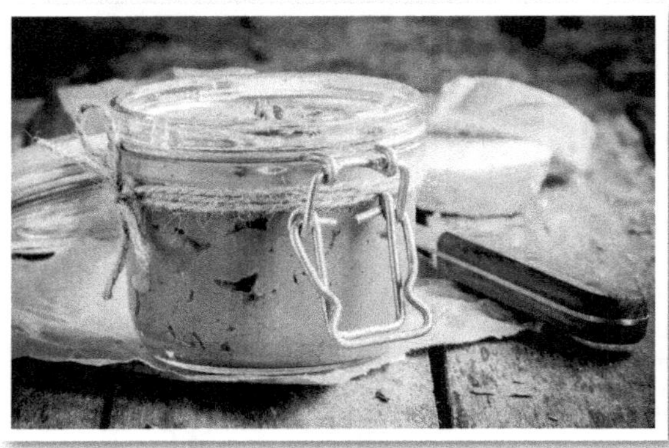

Cette recette de pâté est très simple à réaliser. Avec seulement 5 ingrédients et 20 minutes de préparation, vous pouvez réaliser ce plat à faible teneur en glucides mais a haute valeur en sélénium, vitamines A et B12, fer, acide pantothénique, phosphore et riboflavine. Ce pâté ne videra pas votre porte-monnaie et n'a pas ce goût trop marqué d'abat que proposent certaines recettes. On peut l'envisager lorsqu'on cherche un déjeuner rapide.

Pour 5 portions ; Préparation: 5 minutes; Temps de cuisson: 15 minutes.

Pour 1 portion : 425 calories / Matières grasses 33,6 g / Glucides 8,7 g / Apport Net en Glucide : 7,5 g/ Fibres 1,3 g / Protéines 23,7 g

Calories provenant des glucides (3%), protéines (20%), gras (77%)

Ingrédients

- 300 g de foies de poulet

- 3 concombres coupés en tranches

- 2 gousses d'ail écrasées

- 150 g de fromage, coupé en morceaux d'un demi-centimètre d'épaisseur

- 120 g de beurre

- 1 cuillère à soupe de grains de poivre noirs moulus

- Sel, selon ses goûts

Préparation

Lavez vos foies de poulet, absorbez les sucs de cuisson avec de l'essuie-tout. Coupez vos foies en deux. Retirez les tendons ou les parties grasses à l'aide de ciseaux.

Dans une casserole, faire fondre du beurre à feu doux. Ajoutez l'ail, faites-le rissoler doucement jusqu'à la cuisson.

Ajoutez vos foies, laissez cuire environ une dizaine de minutes, en remuant régulièrement.

Retirez du feu. Mixez jusqu'à obtenir une consistance lisse.

Ajoutez le poivre et salez.

Versez votre purée de foie dans des ramequins et laissez réfrigérer jusqu'à obtenir une consistance ferme.

Servez votre pâté de foie avec des tranches de concombre et du fromage. Vous pouvez tartiner votre fromage de pâté.

Votre pâté peut être conservé au réfrigérateur pour une période qui peut aller jusqu'à 5 jours.

Vous avez aimé cette recette ?

Laissez une évaluation sur le site d'achat pour partager et faire connaitre ce livre.

MERCI !

ROULÉS DE LAITUE AU THON & AVOCAT

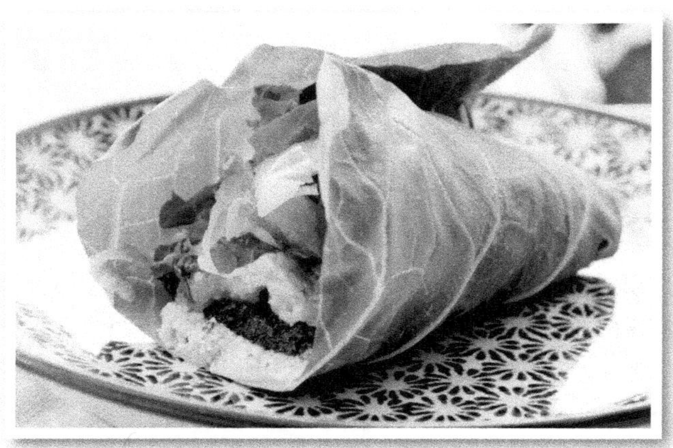

Ces sandwichs de salade au thon et à l'avocat sont simplissimes à réaliser et sont délicieux à déguster. Voici une recette saine et légère qui peut non seulement être appréciée au déjeuner mais aussi en collation. Une remarque : préférez les feuilles de laitue au pain, non seulement la salade est plus saine mais elle permet de garder vos dents blanches. De plus, le fer contenu dans la laitue va participer à la formation d'une barrière résistant à l'acide produit lors de la mastication, ce qui protège l'émail de vos dents.

Pour 1 portion ; Préparation: 15 minutes; Temps de cuisson: 0 minutes.

Pour 1 portion : 285 calories / Matières grasses 23,4 g / Glucides 7,8 g / Apport Net en Glucide : 8,4 g/ Fibres 4,2 g / Protéines 14,4 g

Calories provenant des glucides (10%), protéines (16%), gras (74%)

Ingrédients

- 2 feuilles de laitue
- 1/2 avocat de taille moyenne
- 1/2 citron vert
- 1/2 piment fort, émincé finement
- 1 échalote, émincée
- 120 grammes de thon sauvage en conserve, égoutté
- 2 cuillères à soupe de ghee
- Poivre noir fraîchement moulu
- Sel

Préparation :

Versez votre thon dans un bol de taille moyenne. Émiettez à la fourchette, puis ajoutez les échalotes et le piment. Mélangez soigneusement.

Ajouter le ghee, le sel et le poivre. Arrosez d'un trait de citron vert. Mélangez encore.

Dans un autre bol, écrasez la moitié d'un avocat avec du sel, du poivre et le reste du jus de citron vert. Ajoutez à votre mélange de thon et mélangez le tout.

Répartissez le mélange dans deux belles feuilles de laitue. Roulez et dégustez.

BOUCHÉES DE THON À L'AVOCAT

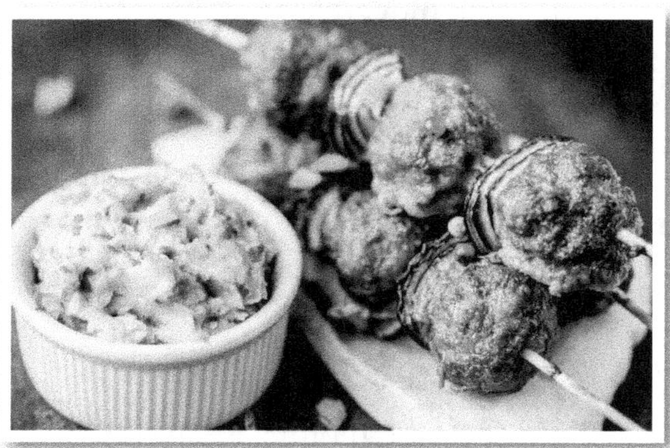

Ces bouchées, riches en matières grasses, en protéines et faibles en glucides, associent le croustillant de leur enveloppe à une garniture crémeuse. Accompagnez-les d'une salade pauvre en glucide et vous aurez un déjeuner parfait.

Pour 4 portion ; Préparation: 15 minutes; Temps de cuisson: 5 minutes.

Pour 1 portion : 574 calories / Matières grasses 51,7 g / Glucides 7,8 g / Apport Net en Glucide : 3,6 g/ Fibres 4,2 g / Protéines 21,6 g

Calories provenant des glucides (5%), protéines (26%), gras (69%)

Ingrédients

- 300 g de thon en conserve, égoutté

- 1/4 de tasse de mayonnaise

- 1 avocat de taille moyenne, coupé en dés

- 1/4 tasse de parmesan

- 1/3 tasse de farine d'amande

- 1/2 cuillère à thé de poudre d'ail

- 1/4 cuillère à thé de poudre d'oignon

- Sel et poivre

- 1/2 tasse d'huile de coco

Préparation :

Égouttez le thon, versez-le dans un grand bol et émiettez-le. Ajoutez la mayonnaise, le parmesan et les épices et mélangez de nouveau.

Coupez l'avocat en deux et coupez la chair en cubes. Incorporez l'avocat au thon délicatement sans l'écraser. Formez des boulettes avec cette mixture.

Farinez les boulettes entre vos mains avec la farine d'amande.

Chauffez l'huile de coco dans une casserole à feu doux, puis ajoutez les boulettes de thon.

Faites frire vos boulettes complètement jusqu'à ce qu'elles soient croustillantes.

Retirez vos boulettes de la poêle, laissez s'écouler le surplus de gras et servez. Dégustez chaud.

BEIGNETS DE LÉGUMES

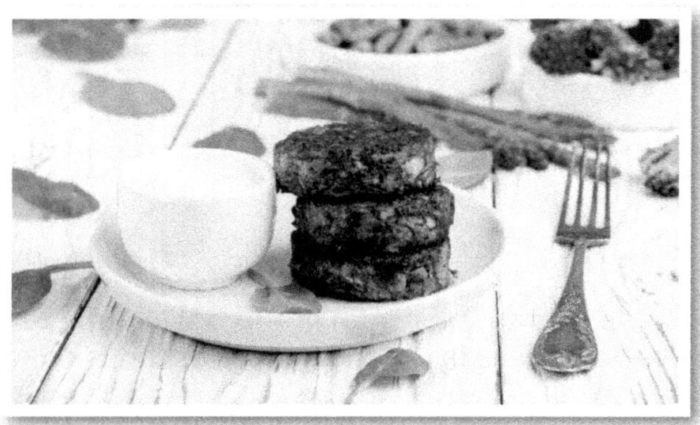

Une fois qu'on a commencé, on ne peut pas s'arrêter de manger ces beignets de légumes. Ils sont aussi appréciables en tant que repas léger qu'en accompagnement. Accompagnez-les de guacamole ou de crème fraîche.

Pour 12 à 19 beignets; Préparation: 15 minutes; Temps de cuisson: 45 à 50 minutes.

Pour 1 portion (2 à 3 beignets): 193 calories / Matières grasses 14,7 g / Glucides 11,2 g / Apport Net en Glucide : 6,8 g/ Fibres 4,4 g / Protéines 5,5 g

Calories provenant des glucides (15%), protéines (12%), gras (73%)

Ingrédients

- 1 petit oignon rouge

- 1 gros navet

- 1 petit céleri-rave

- 2 courgettes de taille moyenne

- 1/2 cuillère à café de sel

- 1/4 tasse de ghee ou d'huile de coco, fondue

- 1/3 tasse de farine de lin.

- 1 cuillère à café d'ail en poudre

- 1 cuillère à café de curcuma

- 2 gros œufs

- Optionnel : 1/4 de tasse de parmesan ou 4 tranches de bacon croustillant

Préparation :

Préchauffez le four à 210° C (thermostat 7). Disposez du papier sulfurisé sur une plaque de cuisson. Vous pouvez également, comme alternative à la cuisson au four, faire frire vos beignets dans une casserole graissée avec du ghee.

Épluchez l'oignon, les navets et le céleri-rave. Lavez les courgettes sans les peler. Émincez vos oignons. En utilisant un éplucheur ou un spiralizer, réalisez des fetuccini de céleri-rave, de navets et de courgettes.

Mélangez tous vos légumes et assaisonnez. Laissez reposer vos légumes une vingtaine de minutes pour laisser les arômes des légumes se libérer et leurs jus se libérer. Disposez sur un récipient recouvert d'essuie-tout pour enlever l'excédant de jus.

Ajoutez à vos légumes le ghee ou l'huile de noix de coco fondu (si on a choisit la friture, versez directement dans la casserole), ainsi que la farine de lin, la poudre d'ail, le curcuma, les œufs et le parmesan ou le bacon.

Assaisonnez à nouveau et mélangez soigneusement pour imprégner complètement vos légumes.

Disposez les 12 ou 18 beignets sur la plaque de cuisson. Mettez vos beignets au four et laissez cuire de 15 à 20 minutes.

Une fois cuits, vos beignets doivent être croustillants et légèrement dorés. Retirez-les du four et laissez-les refroidir avant de servir.

ROULÉS DE SAUMON AUX ÉPINARD

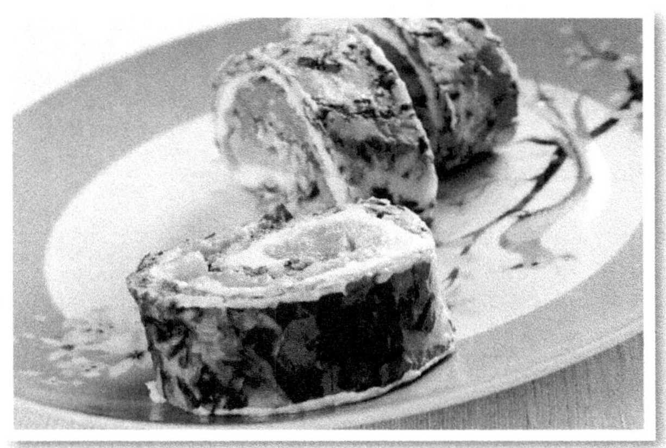

Le saumon et les épinards se marient formidablement bien ensemble, en particulier dans ce déjeuner qui reste léger bien qu'il soit truffé d'acides oméga-3. Il pourra également faire office d'en-cas, un jour ou vous auriez particulièrement faim.

Pour 4 portions; Préparation: 15 minutes; Temps de cuisson: 30 minutes.

Pour 1 portion: 337 calories / Matières grasses 28,1 g / Glucides 5,4 g / Apport Net en Glucide : 3,7 g/ Fibres 1,7 g / Protéines 20,3 g

Calories provenant des glucides (4%), protéines (23%), gras (73%)

Ingrédients

- 2 cuillères à soupe de ghee ou de beurre

- 1 gousse d'ail écrasée

- 250 g d'épinards frais ou 275 g d'épinards congelés

- 4 gros œufs biologiques

- 1/4 cuillère à café de sel

- 1/4 cuillère à café de crème fraîche

- 150 g de fromage Mascarpone, de Saint Môret ou de chèvre frais battu avec de la crème

- 1/4 tasse de crème fraiche

- 1 cuillère à soupe de jus de citron frais

- 2 oignons de printemps ou 30 g de ciboulette

- 200 g de saumon fumé

Préparation :

Préchauffez votre four à 190 °, thermostat 6 ou 7. Disposez une feuille de papier sulfurisé sur une plaque de cuisson. Lavez et séchez vos épinards frais. Chauffez le ghee à feu moyen dans une grande casserole et ajoutez l'ail écrasé.

Cuisez une minute puis ajoutez vos épinards. Laissez cuire encore une minute, jusqu'à les voir flétrir (ou, en cas d'utilisation d'épinards congelés, jusqu'à décongélation). Retirez du feu et réservez. Une fois la casserole refroidie, jetez l'excès d'eau.

Pour la préparation du roulé, séparez vos blancs d'œufs des jaunes. Dans un bol de taille moyenne, battez les jaunes. Dans un autre bol, battez vos blancs en neige avec du sel et du mascarpone (ou alternative). Ensuite, mélangez lentement les jaunes au blancs en neige. Soyez délicat, conservez le volume des blancs en neige en incorporant les jaunes d'œufs.

Associez le mélange d'œufs aux épinards: commencez avec quelques cuillères à soupe d'œufs puis ajoutez ensuite les œufs restants au fur et à mesure.

Répartissez uniformément votre mélange sur la plaque de cuisson. Cuisez 10 à 12 minutes au four jusqu'à ce que la surface soit légèrement dorée et la consistance ferme. Retirez du four et couvrez avec une serviette de cuisine humide. Laissez refroidir. La serviette va éviter aux œufs de sécher et va faciliter la confection des roulés.

Pendant que votre mélange refroidi, préparez la garniture : mélangez le mascarpone, la crème, le jus de citron et l'oignon (ou la ciboulette). Assaisonnez d'une pincée de sel et mélangez soigneusement.

Enlevez la feuille de papier sulfurisé de votre pâte, disposez-la sur votre plan de travail et commencez à étalez votre garniture. Disposez le saumon sur toute la surface, en laissant un «trottoir» sur la partie extérieure. Ajoutez ensuite la garniture au mascarpone, puis roulez le tout en refermant le bord extérieur (trottoir) sur la garniture.

Servez immédiatement, soit après avoir coupé en tranches vos roulés, soit tels quels. Vous pouvez également les conserver 2 ou 3 jours au réfrigérateur.

Vous avez aimé cette recette ?

Laissez une évaluation sur le site d'achat pour partager et faire connaitre ce livre.

MERCI !

MUFFINS À LA VIANDE

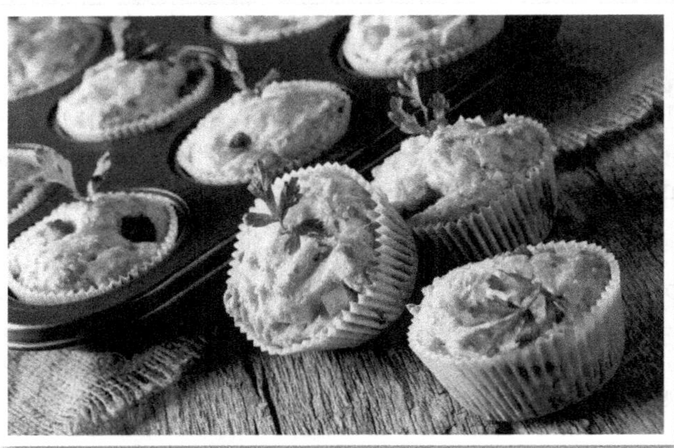

Des muffins à la viande !? Vous avez bien lu. Ces muffins, copieux et savoureux vont vous étonner et sont encore plus délicieux lorsque vous les surmontez d'un "glaçage" de guacamole bien crémeux !

Pour 12 muffins; Préparation: 15 minutes; Temps de cuisson: 35 à 40 minutes.

Pour 1 muffin : 197 calories / Matières grasses 15,5 g / Glucides 5,7 g / Apport Net en Glucide : 3 g/ Fibres 2,8 g / Protéines 9,6 g

Calories provenant des glucides (6%), protéines (20%), gras (74%)

Ingrédients

- 2 cuillères à soupe de ghee ou de saindoux

- 2 gousses d'ail écrasées

- 1 petit oignon, coupé en morceaux

- 2,5 tasses de <u>Riz de Chou-Fleur</u>

- 600 g de boeuf, haché

- 2 gros œufs biologiques

- 2 cuillères à café de paprika

- 1 cuillère à café de moutarde de Dijon

- 1/2 cuillère à café de sel

<u>"Glaçage" au Guacamole</u>

- 1 1/2 avocat

- 1 petit oignon blanc émincé finement

- 2 cuillères à soupe de jus de citron vert fraîchement pressé

- 1 tasse de tomates cerises, hachées grossièrement

- 2 cuillères à soupe de coriandre hachée

- 1 petit piment fort, émincé

- 2 gousses d'ail

- Sel et poivre noir fraîchement moulus

Préparation :

Préchauffez le four à 190 ° thermostat 6 ou 7.

Chauffez le ghee dans une grande casserole et ajoutez l'ail écrasé et l'oignon coupé en dés. Laissez cuire de 3 à 5 minutes puis ajoutez le riz de Chou-fleur. Cuisez encore 10 minutes, en remuant fréquemment. Ajoutez du sel et réservez.

Dans un bol de taille moyenne, mélangez le bœuf haché, les œufs, le paprika, la moutarde et le mélange riz de chou-fleur. Ajoutez du sel et mélangez soigneusement. Répartissez le mélange dans une douzaine de moules à muffins, placez au four, et laissez cuire pendant 20 à 25 minutes jusqu'à ce que le contenu de vos moules soit légèrement doré et croustillant sur le dessus.

Retirez du four et laissez refroidir.

Pendant la cuisson, préparez le «glaçage» au guacamole. Coupez les avocats en deux et après en avoir retiré la chair à la cuillère, placez-la dans un bol de taille moyenne.

Écraser à la fourchette pour obtenir une pâte uniforme. Ajoutez l'oignon finement haché, le jus de citron vert, les tomates hachées, la coriandre, le piment et l'ail écrasé.

Coupez en dés le reste d'avocat et ajoutez-le à votre salade, sans le transformer en purée. Assaisonnez avec du sel et du poivre. «Glacez» chaque muffin avec le guacamole et servez immédiatement.

MAKIZUSHI DE SAUMON

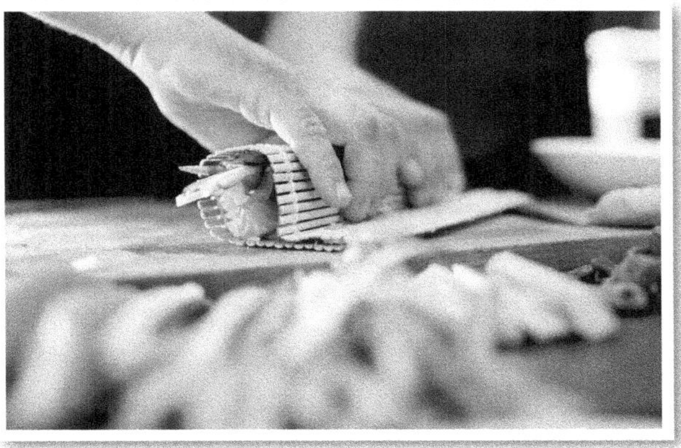

Ces rouleaux de Nori au saumon font d'excellents déjeuners lors d'une journée de travail ou en cas de petite faim occasionnelle. Pensez à en faire suffisamment pour les partager... !

Pour 4 portions; Préparation: 15 minutes; Temps de cuisson: 20 minutes.

Pour 1 rouleau : 516 calories / Matières grasses 43,4 g / Glucides 8,5 g / Apport Net en Glucide : 3,8 g/ Fibres 4,7 g / Protéines 25,3 g

Calories provenant des glucides (3%), protéines (20%), gras (77%)

Ingrédients

- 2 filets de saumon (300 g)

- 1/2 cuillère à café de sel

- 2 cuillères à soupe de jus de citron fraîchement pressé

- 1 cuillère à soupe de ghee ou d'huile de coco

- 4 gros œufs biologiques

- 1/4 tasse de mayonnaise épicée

- 4 feuilles d'algues nori

- 4 tasses de feuilles de laitue

- 1 gros avocat

- 2 cuillères à soupe d'aneth frais haché

<u>Mayonnaise épicée</u>

- 1/2 tasse de mayonnaise

- 2 cuillères à soupe de sauce pimentée

Commencez par faire cuire votre saumon, idéalement à la vapeur.

Assaisonnez vos filets de saumon avec une pincée de sel et arrosez avec la moitié du jus de citron. Placez votre saumon dans le panier de votre cuiseur vapeur. Couvrez et laissez cuire de 8 à 10 minutes ou jusqu'à ce que votre poisson devienne opaque et se sépare facilement à la fourchette.

Pendant ce temps, préparez vos omelettes. Graissez une poêle avec un peu de ghee, battez un œuf dans un petit bol et assaisonnez-le d'une pincée de sel. Versez le mélange dans la poêle et faite cuire une omelette bien fine, qui n'a pas besoin d'être très ronde. Cuisez jusqu'à ce que le dessus de l'omelette soit bien ferme. Retirez du feu et disposez l'omelette sur une assiette. Recommencer l'opération avec tous les œufs, en rengraissant la poêle si nécessaire.

Préparez votre mayonnaise épicée en mélangeant la mayonnaise avec le sauce pimentée.

Une fois le saumon cuit, retirez la peau et émiettez la chair dans un bol de taille moyenne. Ajoutez la moitié de la mayonnaise épicée et l'aneth hachée puis mélangez soigneusement. Réservez la mayonnaise épicée pour plus tard.

Commencez à former votre makizushi (rouleau). Placez une de vos omelettes sur une feuille de nori. Assurez-vous que l'omelette ne recouvre pas l'intégralité de la feuille de nori. Laissez 4 ou 5 cm sur la partie extérieure afin de pouvoir «fermer» votre rouleau de nori. Si votre omelette est trop grande par rapport à votre feuille, coupez les extrémités et repositionnez-les au centre du rouleau.

Garnissez chacune des feuille de laitue, d'un quart de la chair de l'avocat et d'un quart du mélange de saumon. Pensez à disposer la garniture uniquement sur une moitié de votre omelette afin de pouvoir la rouler plus facilement.

Humectez l'extrémité de votre feuille de nori avec quelques gouttes d'eau, puis refermez votre roulé. Placez votre rouleau dans une assiette de service, côté fermé vers le bas pour le maintenir serré.

Répétez l'opération avec tous les ingrédients restants. Laisser reposer vos makizushi 10 à 15 minutes avant de les servir ou de les mettre au réfrigérateur.

Pensez à découper chaque makizushi en 8 morceaux avant de les servir accompagnés de la mayonnaise épicée que vous aviez réservé.

Vous avez aimé cette recette ?

Laissez une évaluation sur le site d'achat pour partager et faire connaitre ce livre.

MERCI !

BIFTECKS DE CHOU-FLEUR À L'ANETH ET À L'AIL

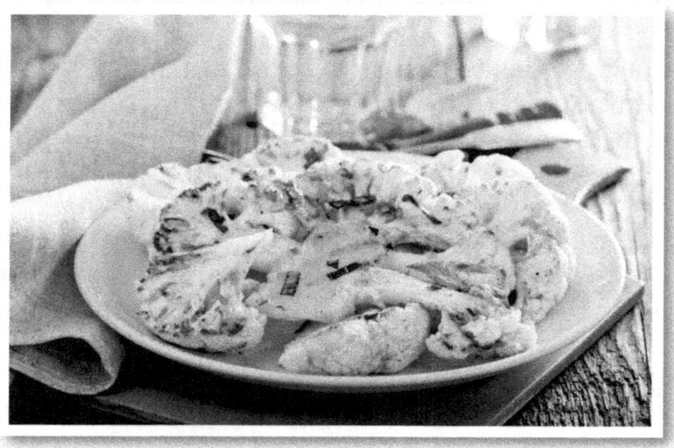

Cuisez tout simplement vos steaks de légumes à la poêle, en les laissant griller jusqu'à ce qu'ils soient bien tendres. Aromatisez-les avec de l'aneth et de l'ail, vous aurez ainsi cuisiné un déjeuner simple et léger ou un accompagnement copieux.

Pour 4 ou 6 portions; Préparation: 5 minutes; Temps de cuisson: 20 minutes.

Pour 1 rouleau : 130 calories / Matières grasses 11,4 g / Glucides 7,2 g / Apport Net en Glucide : 3,9 g/ Fibres 3 g / Protéines 2,6 g

Calories provenant des glucides (7%), protéines (21%), gras (72%)

Ingrédients

- 1 chou-fleur moyen, sans tige ni feuilles

- 1 cuillère à soupe d'aneth frais, haché (ou plus...!)

- 3 gousses d'ail émincées

- 4 cuillères à soupe d'huile d'olive

- 1/2 Jus de citron

- Sel et poivre

Préparation :

Préchauffez votre four à 210° thermostat 7.

Tête en bas, placez votre chou-fleur sur une planche à découper. Tranchez votre chou-fleur en 4 à 6 steaks de 2 à 3 cm d'épaisseur. Commencez par couper la tête en deux, puis coupez chaque moitié en 2-3 steaks. Conservez les fleurs qui se seraient éventuellement détachées du chou-fleur pendant la découpe. Faites-les cuire en même temps que les steaks.

Dans une grande poêle, faites chauffer 2 cuillères à soupe d'huile d'olive à feu moyen-vif. Disposez vos tranches de chou-fleur dans cette poêle chaude, laissez cuire environ 2 minutes de chaque côté jusqu'à ce que des taches plus sombres commencent à apparaître.

Transférez les steaks de chou-fleur sur une plaque de cuisson. Dans un bol de petite taille, mélangez le restant d'huile d'olive, de jus de citron, d'ail et d'aneth. Badigeonnez les steaks de chou-fleur de ce mélange ou laissez simplement couler en filets à cuillère. Saupoudrez de sel et de poivre selon vos préférences.

Grillez votre chou-fleur pendant une quinzaine de minutes ou jusqu'à ce que les steaks de chou-fleur soient tendres. Servez.

LASAGNE DE COURGETTES

Cette version allégée du plat italien préféré de tous vos amis va aussi vous rassasier, et pour longtemps. J'y ai apporté une petite touche personnelle en utilisant de l'agneau au lieu du bœuf traditionnel.

Pour 4 personnes; Préparation: 10 minutes; Temps de cuisson: 35 à 45 minutes.

Pour 1 portions: 563 calories / Matières grasses 11,3 g / Glucides 43,4 g / Apport Net en Glucide : 7,5 g/ Fibres 3,8 g / Protéines 34,5 g

Calories provenant des glucides (5%), protéines (25%), gras (70%)

Ingrédients

- 2 cuillères à soupe de ghee

- 2 gousses d'ail écrasées

- 600 g d'agneau, haché

- 2 cuillères à café d'origan, séché

- 2 cuillères à café de basilic, séché

- 1 cuillère à soupe de paprika

- 1/2 cuillère à café de sel

- 4 courgettes de taille moyenne

- 1 tasse de tomates pelées épépinées coupées en dés

- 2/3 tasse de parmesan râpé

Préparation

Faites revenir l'ail écrasé dans une grande casserole graissée préalablement avec du ghee. Laissez cuire une minute puis ajoutez l'agneau, l'origan, le basilic, le paprika et le sel. Mélangez et faites cuire jusqu'à ce que la viande soit dorée sur tous ses côtés. Une fois terminé, retirez du feu et réservez.

Préchauffez votre four à 210 ° thermostat 7. Pendant que votre four chauffe, préparez les courgettes. Lavez-les. Découpez vos courgettes en larges tuiles de légumes.

Disposez un tiers des tranches de courgettes au fond d'un plat à gratin et versez sur cette première couche de lasagnes la moitié du mélange de viande. Ajoutez aussi un tiers du parmesan, puis une autre couche de tuiles de courgettes. Ajoutez le restant du mélange de viande au-dessus, le parmesan et enfin la dernière couche de tuiles de courgettes.

Saupoudrez vos lasagnes du parmesan restant et placez au four. Laissez cuire de 25 à 30 minutes. Une fois terminé, retirez vos lasagnes du four et laissez reposer une dizaine de minutes.

Dégustez immédiatement ou laissez refroidir votre plat avant de le mettre au réfrigérateur où vous pourrez le stocker pendant une durée pouvant aller jusqu'à 3 jours.

SOUPES ET SALADES NOURRISSANTES ET RÉCONFORTANTES

GASPACHO VERT

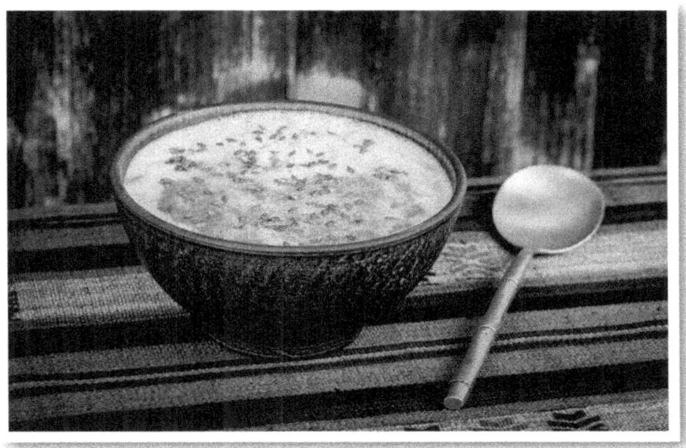

Cette soupe froide d'origine ibérique vous apporte une grande richesse en potassium et sera un excellent déjeuner rassasiant et léger à déguster par une chaude journée d'été.

Pour 4 personnes; Préparation: 10 minutes; Temps de cuisson: 10 minutes.

Pour 1 portion : 438 calories / Matières grasses 42,3 g / Glucides 16,4 g / Apport Net en Glucide : 7,8 g/ Fibres 8,6 g / Protéines 3,3 g

Calories provenant des glucides (7%), protéines (3%), gras (90%)

Ingrédients

- 2 gros avocats

- 1 gros concombre

- 1 gros poivron vert

- 1 demi-oignon blanc

- 2 gousses d'ail écrasées

- 1 piment rouge fort, épépiné

- 1 Jus de citron vert

- 2 à 4 cuillères à soupe de coriandre hachée

- 1/2 tasse d'huile d'olive vierge extra

- Sel et poivre noir fraîchement moulu

Optionnel : 1 tasse (230 g / 8,2 oz) de crème fraîche ou de yaourt

Préparation :

Coupez les avocats en deux pour en retirer la chair à la cuillère. Lavez, pelez et coupez votre concombre en tranche. Faites de même avec le poivron vert, épépinez-le puis coupez-le en lanières. Ajoutez les ingrédients précédents au mixeur.

Épluchez et hachez grossièrement votre oignon et vos gousses d'ail, coupez en deux votre piment rouge et disposez le tout au mixeur. Ajoutez le jus de citron vert, la coriandre et l'huile d'olive. Réservez un peu d'huile d'olive et de coriandre pour la garniture de votre gaspacho. Assaisonnez avec du sel et du poivre noir.

Mixez tous les ingrédients jusqu'à obtenir une consistance lisse. Versez votre soupe dans un saladier où vous verserez votre restant d'huile en tourbillon à la surface du gaspacho. Ajoutez une cuillerée de crème fraîche ou de yaourt entier pour apporter une touche de crémeux à votre recette.

SOUPE DE COURGETTE CRÉMEUSE

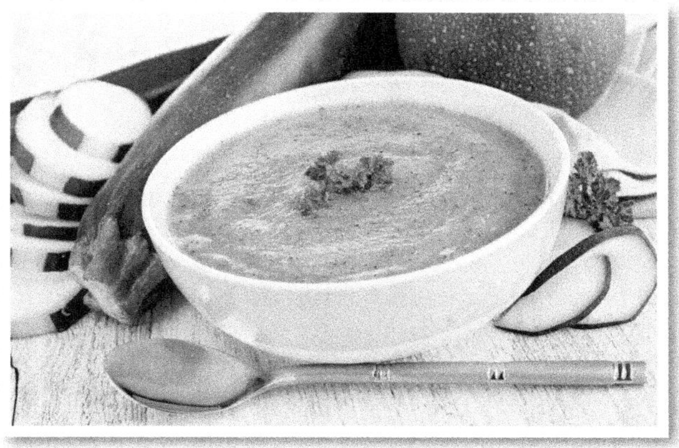

Crémeuse et rassasiante, cette soupe vous réchauffera comme aucune autre pendant les longs mois d'hiver. Une recette qui vous apportera un réconfort inégalé lorsque vous la servirez avec une cuillerée de crème fraîche ou un peu de bacon grillé.

Pour 6 personnes; Préparation: 15 minutes; Temps de cuisson: 30 minutes.

Pour 1 portion : 393 calories / Matières grasses 32,7 g / Glucides 8,8 g / Apport Net en Glucide : 7,3 g/ Fibres 1,5 g / Protéines 16,4 g

Calories provenant des glucides (9%), protéines (21%), gras (70%)

Ingrédients

- 2 grosses courgettes

- 1 gros poireau

- 2 cuillères à soupe de ghee

- 2 gousses d'ail écrasées

- 3 tasses de bouillon de poulet

- 1 tasse de crème fraîche ou de lait de coco

- 3 tasses de miettes de poulet

- Sel et poivre

- 2 cuillères à soupe de persil (ou de ciboulette) fraîchement haché

Optionnel : 8 tranches de bacon grillé ou une tasse et demie de crème fraîche

Lavez et égouttez vos courgettes et coupez votre poireau. Laissez tremper le poireau dans un récipient rempli d'eau pour permettre à la terre et la poussière de se déposer au fond de l'eau. Égouttez le poireau.

Chauffez votre ghee dans une casserole et ajoutez l'ail écrasé. Laissez cuire une minute avant d'ajouter la courgette et le poireau. Cuisez approximativement 5 minutes en remuant sans arrêt.

Ajoutez votre bouillon de poulet et portez à ébullition. Passez alors à feu moyen et laissez mijoter encore une vingtaine de minutes ou jusqu'à ce que le poireau et les courgettes soient tendres. Retirez du feu et réservez.

Mixez jusqu'à obtenir une consistance lisse. Remettez sur le feu et ajoutez la crème et le poulet. Laissez cuire 5 minutes supplémentaires. Assaisonnez avec du sel et du poivre.

Essayez cette recette accompagnée de bacon croustillant ou de crème fraîche que vous ajouterez en tourbillons à la dernière minute.

Accompagnez votre soupe de Petits Pains Cétogènes.

PETITS PAINS CÉTOGÈNES

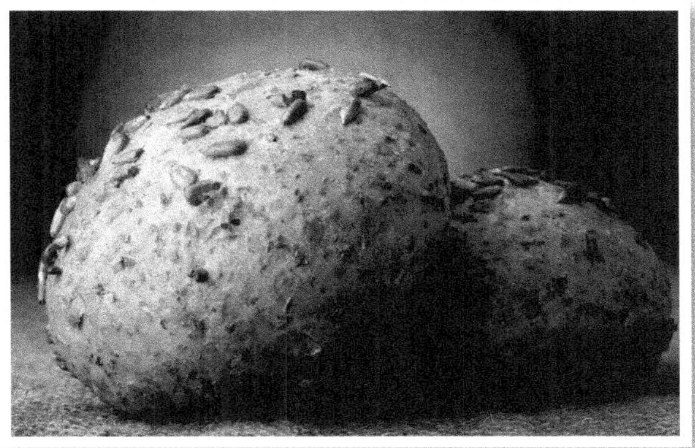

Le pain vous manque ? Voici la solution : les meilleurs petits pains à faible teneur en glucides. Doux et moelleux, ils sont délicieux !

Pour 10 pains; Préparation: 10 minutes; Temps de cuisson: 60 minutes.

Pour 1 portion : 208 calories / Matières grasses 15,2 g / Glucides 12,4 g / Apport Net en Glucide : 4,2 g/ Fibres 8,1 g / Protéines 10,1 g

Calories provenant des glucides (9%), protéines (21%), gras (70%)

Ingrédients

Ingrédients secs

- 1 1/2 tasse de farine d'amande

- 1/3 tasse de poudre de psyllium en poudre

- 1/2 tasse de farine de coco

- 1/2 tasse de farine de lin

- 2 cuillères à café d'ail en poudre

- 2 cuillères à thé d'oignon en poudre

- 3 cuillères à café de levure chimique

- 1 cuillère à café de sel

- 5 cuillères à soupe de graines de sésame (ou de pavot, de tournesol ou de carvi)

<u>Ingrédients humides</u>

- 6 blancs d'œufs

- 2 gros œufs

- 2 tasses d'eau bouillante

Préparation

Préchauffez votre four à 175 ° C, thermostat 5,5. Mélangez tous vos ingrédients secs dans un bol de taille moyenne à l'exception des graines de sésame.

(N'utilisez pas de cosses de psyllium entières, mixez vos cosses ou passez-les au moulin à café si vous ne les trouvez pas déjà en poudre.).

Dans un rand bol, mélangez le blancs de six œufs que vous aurez montés en neige à deux œufs entiers déjà battus. Ajoutez ce mélange d'œufs aux ingrédients secs et versez l'eau bouillante. Mixez jusqu'à obtenir une pâte épaisse.

À l'aide de deux cuillères, formez des «pâtons» de tailles égales et disposez-les sur une plaque de cuisson antiadhésive ou sur une plaque de cuisson recouverte de papier sulfurisé. Ces petits pains vont monter et gonfler pendant leur cuisson, donc pensez à laisser un peu d'espace entre chaque pain.

Surmontez les petits pains de quelques graines de sésame et enfoncez les graines. Transférez les petits pains au four et laissez cuire approximativement 45 minutes.

Retirez du four, laissez refroidir, puis transférez ces petits pains sur une grille pour les laisser refroidir à température ambiante.

Vous pouvez conserver ces pains pendant deux jours à température ambiante ou vous pouvez les congeler pour une future utilisation.

CONSEILS

- Pensez à compenser l'absorption d'eau du psyllium par une consommation supérieure d'eau. Vous éviterez ainsi une éventuelle constipation !

- Si vos petits pains ont des «trous» dans leur mie, cela peut être de la faute du psyllium. Assurez-vous d'utiliser de la poudre de psyllium, cela résoudra le problème.

- Si vos petits pains ne montent pas suffisamment, utilisez uniquement le blanc de huit œufs, sans utiliser de jaune.

- Si le résultat vous paraît trop pâteux, ne diminuez pas la quantité d'eau préconisée dans cette recette (le psyllium risquerait de s'agglomérer). Essayez plutôt de sécher vos petits pains au four à faible température (100 ° C ou thermostat 3,5), pendant une trentaine de minutes voire même une heure. Si cela ne suffit toujours pas, coupez vos petits pains en deux et passez-les au grille-pain.

- Une fois prête, ne laissez pas trainer votre pâte : mettez vos petits pains au four immédiatement.

Vous avez aimé cette recette ?

Laissez une évaluation sur le site d'achat pour partager et faire connaitre ce livre.

MERCI !

MINESTRONE AU POULET

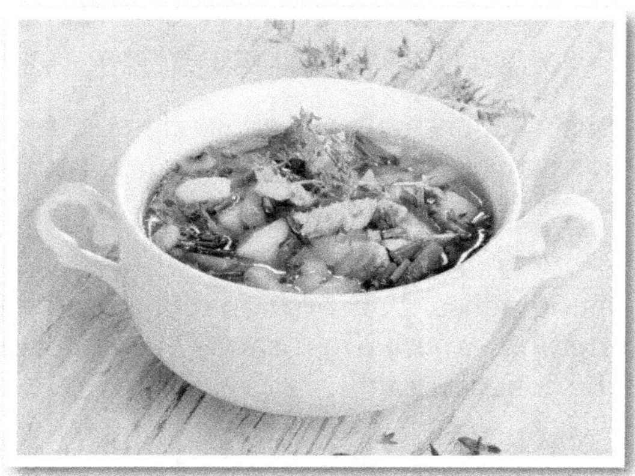

Une solution élégante et délicieuse, basse en glucides et nourrissante de consommer des légumes de saison ou surgelés.

Pour 8 portions; Préparation: 20 minutes; Temps de cuisson: 50 minutes.

Pour 1 portion : 371 calories / Matières grasses 28,3 g / Glucides 9,6 g / Apport Net en Glucide : 6,4 g/ Fibres 3,2 g / Protéines 18,9 g

Calories provenant des glucides (7%), protéines (21%), gras (72%)

Ingrédients

- 1 demi-oignon blanc

- 2 gousses d'ail écrasées

- 2 tiges de céleri moyen

- 1 petit poireau

- 1 citron vert

- 1 1/2 tasses de haricots verts

- 3 tasses de chou frisé, tranché

- 6 tranches de bacon

- 2 cuillères à soupe de ghee

- 2 feuilles de laurier

- 3 tasses de tomates concassées

- 2 litres de bouillon de poulet

- 1 litre d'eau

- 500 g poulet émietté

- Sel et poivre

- Basilic et origan

- 1/2 tasse de pesto

Préparation

Commencez par préparer vos légumes. Épluchez et émincez l'oignon, écrasez l'ail; lavez et tranchez les tiges de céleri et le poireau. Lavez et égouttez les courgettes. Lavez et équeutez les haricots verts. Lavez et découpez le chou frisé.

Ajoutez le ghee à une casserole que vous aurez chauffée à feu moyen. Faites cuire l'oignon et l'ail 2 à 3 minutes avant d'ajouter le bacon. Remuez sans arrêt jusqu'à ce que l'ensemble soit légèrement doré.

Ajoutez le poireau, la courgette, les haricots verts, le chou frisé et le laurier. Laissez cuire encore 10 minutes, en remuant fréquemment. Ajoutez alors les tomates.

Versez le bouillon de poulet et portez l'ensemble à ébullition.

Couvrez et laissez mijoter pendant environ trente minutes ou simplement jusqu'à ce que vos légumes soient tendres et cuits.

Rajoutez de l'eau si votre minestrone vous paraît trop épais. Assaisonnez avec du sel et du poivre. Enfin, ajoutez les miettes de poulet, le basilic et l'origan et retirez l'ensemble du feu.

Versez votre minestrone dans des bols de service et ajoutez dans chaque bol une cuillère à soupe de pesto maison (vous pouvez également saupoudrer vos bols de parmesan).

Servez avec des Petits Pains Cétogènes.

Vous avez aimé cette recette ?

Laissez une évaluation sur le site d'achat pour partager et faire connaitre ce livre.

MERCI !

CHOU-FLEUR CRÉMEUX & SA SOUPE AU CHORIZO

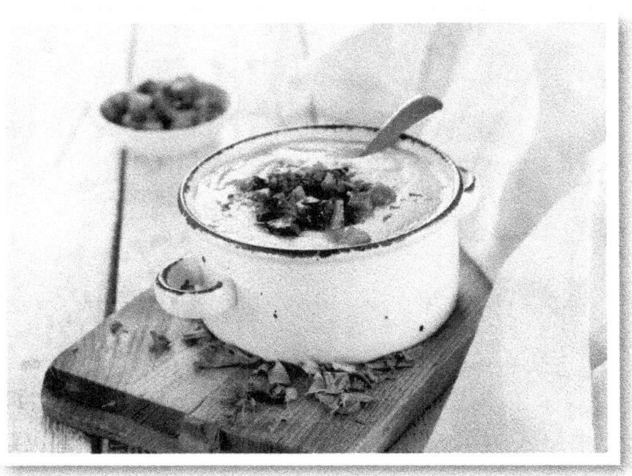

Cette recette va vous réchauffer. Accompagner du chou-fleur crémeux d'une soupe au chorizo solide et rassasiante est une idée aussi pratique que délicieuse, une recette qui permet un service simplifié, un bol suffit.

Pour 8 portions; Préparation: 15 minutes; Temps de cuisson: 30 minutes.

Pour 1 portion : 312 calories / Matières grasses 24 g / Glucides 11 g / Apport Net en Glucide : 7,3 g/ Fibres 3,7 g / Protéines 14,7 g

Calories provenant des glucides (10%), protéines (19%), gras (71%)

Ingrédients

- 1 gros chou-fleur

- 2 gousses d'ail

- 1 demi-oignon blanc

- 3 cuillères à soupe de ghee

- Sel et poivre

- 4 tasses de bouillon de poulet

- 200 g chorizo

- 1 à 2 branches de romarin frais, haché

En option: 1 1/2 tasse de crème fraîche

Préparation

Lavez votre chou-fleur et coupez-le en petits morceaux en préservant les fleurs. Émincez l'ail et l'oignon. Chauffez 2 cuillères à soupe de ghee dans une grande casserole. Faites revenir l'oignon et l'ail à feu moyen une dizaine de minutes, jusqu'à ce que l'ensemble soit légèrement doré, en remuant fréquemment.

Ajoutez vos fleurs de chou-fleur, le sel, le poivre et le bouillon de poulet. Couvrez et laissez mijoter approximativement 15 minutes.

Entre-temps, tranchez le chorizo et arrachez les feuilles du romarin. Chauffez le restant de ghee dans une casserole à part et ajoutez le chorizo et le romarin. Laissez cuire encore cinq minutes, jusqu'à ce que le chorizo devienne croustillant. Réservez.

Une fois le chou-fleur cuit, retirez la soupe du feu et laissez reposer pendant cinq minutes. Mixez la soupe pour obtenir une consistance lisse et crémeuse.

Versez dans des bols de service. Garnissez chaque bol de tranches de chorizo et de romarin et arrosez d'un peu de jus de cuisson du chorizo.

SALADE DE CHOU CÉTOGÈNE

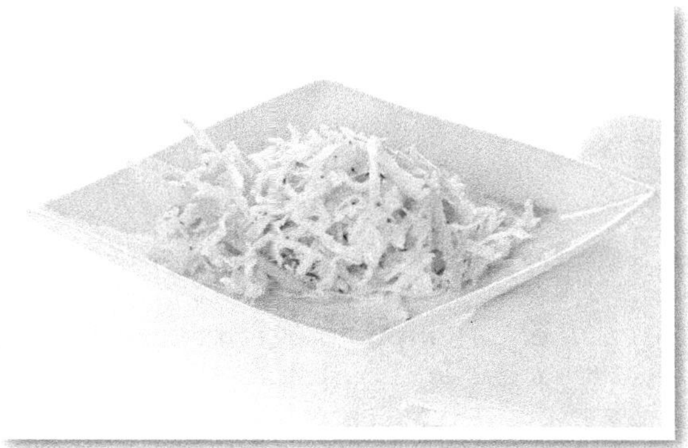

Cette salade vous apportera entière satisfaction si vous l'associez à une viande grillée ou à un Petit Pain Cétogène faible en glucides.

Pour 4 portions; Préparation: 10 minutes; Temps de cuisson: 10 minutes.

Pour 1 portion : 167 calories / Matières grasses 14,8 g / Glucides 9,3 g / Apport Net en Glucide : 6,1 g/ Fibres 3,2 g / Protéines 2 g

Calories provenant des glucides (15%), protéines (5%), gras (80%)

Ingrédients

- 1/2 tête de chou vert ou blanc

- 1 petite carotte

- 1 petit oignon rouge

- 1/4 tasse de mayonnaise

- 1/4 tasse de crème fraîche ou plus de mayonnaise

- 1 cuillère à soupe de jus de citron

- 1 cuillère à soupe de vinaigre de cidre de pomme

- 1/2 cuillère à café de graines de céleri

- 1 cuillère à café de moutarde de Dijon ou à l'ancienne

- Sel et poivre

Préparation :

Préparez votre chou en le coupant en deux après l'avoir lavé. Retirez la tige centrale et tranchez le chou finement. Versez dans un bol de service. Epluchez et émincez la carotte et l'oignon rouge. Ajoutez au contenu du bol de chou.

Pour l'accompagnement, mélangez la mayonnaise, la crème fraîche, le jus de citron, le vinaigre de cidre, le céleri et la moutarde à l'ancienne. Assaisonnez avec du sel et du poivre.

Ajoutez l'accompagnement au bol de légumes et mélangez soigneusement. Servez immédiatement ou conservez votre salade jusqu'à 3 jours dans un récipient hermétique (idéalement en verre) au réfrigérateur.

Laissez votre salade une heure ou deux au réfrigérateur avant de la servir, elle n'en sera que meilleure.

Vous avez aimé cette recette ?

Laissez une évaluation sur le site d'achat pour partager et faire connaitre ce livre.

MERCI !

AVOCAT FARCI AU POULET AU CURRY

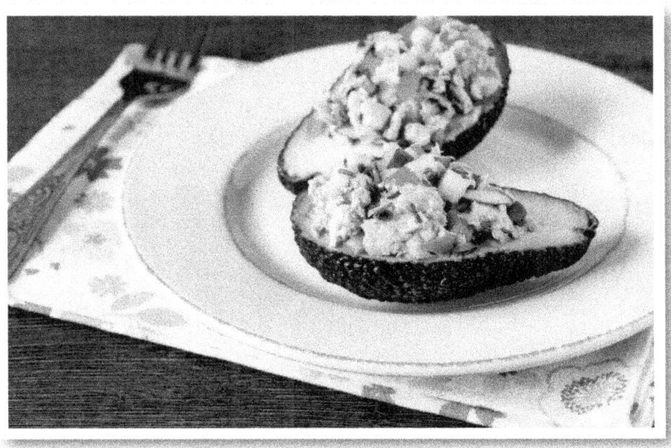

Cette recette est très simple et ne vous demandera pratiquement pas de travail. Réunissez vos ingrédients et régalez-vous, tout simplement.

Pour 2 portions; Préparation: 5 minutes; Temps de cuisson: 5 minutes.

Pour 1 portion : 601 calories / Matières grasses 50,1 g / Glucides 15,7 g / Apport Net en Glucide : 4,8 g/ Fibres 2,3 g / Protéines 28,3 g

Calories provenant des glucides (3%), protéines (20%), gras (77%)

Ingrédients

Avocat

- 2 avocats de taille moyenne

- 2 tasses de miettes de poulet

- 2 cuillères à soupe d'amandes effilées et grillées

<u>Accompagnement</u>

- 1/4 de tasse de crème fraîche ou de mayonnaise

- 1/4 de cuillère à thé de curcuma moulu

- 1/4 de cuillère à thé de gingembre moulu

- 1/2 cuillère à café de poudre de curry

- 1 gousse d'ail écrasée

- Sel et poivre

Préparation

Faites l'accompagnement en mélangeant tous les ingrédients, puis réservez.

Coupez vos avocats en deux puis commencez à les évider en prenant soin de laisser 2 ou 3 centimètres de chair d'avocat après avoir en avoir retiré le noyau.

Mélangez la chair d'avocat, les miettes de poulet, l'accompagnement et les amandes grillées dans un bol de taille moyenne. Pensez à mettre de côté quelques amandes effilées pour la présentation.

Enfin, garnissez chaque moitié d'avocat avec la garniture et le reste des amandes grillées.

Préparez vos avocats au dernier moment pour leur éviter de brunir. Garnissez juste avant de servir.

SALADE GRECQUE

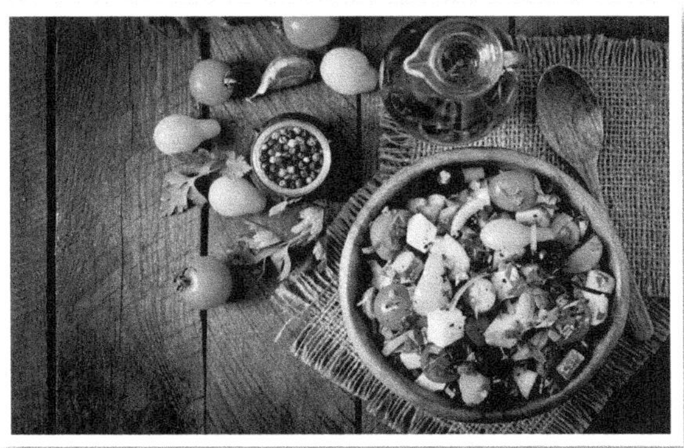

Cette salade fera un repas d'été parfait lors d'un déjeuner en terrasse ou un dîner au bord de la piscine. Elle pourrait être encore meilleure agrémentée de quelques lardons...

Pour 4 portions; Préparation: 5 minutes; Temps de cuisson: 5 minutes.

Pour 1 portion : 322calories / Matières grasses 26,6 g / Glucides 10,2 g / Apport Net en Glucide : 7,8 g/ Fibres 2,3 g / Protéines 12,6 g

Calories provenant des glucides (10%), protéines (16%), gras (74%)

Ingrédients

- 1 gros concombre

- 1 grosse courgette

- 1 grand poivron vert

- 2 oignons de printemps

- 2 tasses de feta, en morceaux

<u>Accompagnement</u>

- 3 cuillères à soupe d'huile d'olive extra vierge

- 2 cuillères à soupe de jus de citron fraîchement pressé

- 2 cuillères à soupe de menthe fraîche hachée

- 1/4 cuillère de chili

- Sel et poivre

Préparation

Préparez et tranchez le concombre et la courgette. Utilisez un économe ou un spiraliseur pour réaliser des «fetuccini» de légumes, plus élégants. Lavez, épépinez et émincez le poivron vert. Épluchez et émincez les oignons. Ajoutez la feta.

Préparez l'accompagnement, mélangez tous les ingrédients. Versez sur votre salade et mélangez soigneusement. Laissez reposer cinq ou dix minutes avant de servir.

MAQUEREAU FRIT AUX CHAMPIGNONS

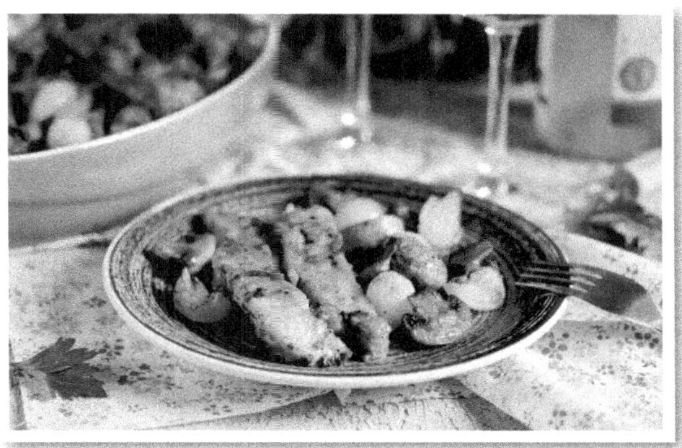

Choisir du maquereau frais est toujours une bonne idée. L'associer à des champignons vous assure de dîner sainement en préservant le plaisir des papilles.

Pour 4 portions; Préparation: 10 minutes; Temps de cuisson: 20 minutes.

Pour 1 portion : 904 calories / Matières grasses 69,5 g / Glucides 13,6 g / Apport Net en Glucide : 11,3 g/ Fibres 3,2 g / Protéines 57,9 g

Calories provenant des glucides (5%), protéines (26%), gras (69%)

Ingrédients

- 240 g de champignons de Paris, émincés

- 2 cuillères à soupe de vinaigre de vin blanc

- 2 cuillères à soupe de farine d'amande

- 960 g de filets de maquereau

- 2 oignons, pelés, émincés finement

- 360 g de tomates, coupées en tranches de 1cm

- 1 gousse d'ail pelée, écrasée

- 8 cuillères à soupe d'huile d'olive

- Sel et poivre

Préparation

Faites chauffer votre huile d'olive dans une grande poêle. Farinez votre maquereau à la farine d'amande. Mettez le poisson pané dans la poêle et faites-le frire de chaque côté pendant approximativement 4 minutes. Transférez votre maquereau frit dans un plat de service et réservez.

Dans la même poêle, ajoutez l'oignon, l'ail et les champignons. Laissez cuire approximativement 10 à 12 minutes, en remuant avec précaution puis assaisonnez avec du sel et du poivre.

Ajoutez alors le vinaigre aux sucs de la poêle. Faites évaporer le mélange. Ajoutez les tomates et laissez cuire pendant 2 minutes.

Versez les champignons sur les filets de maquereau que vous aviez réservé. Servez immédiatement.

SPAGHETTI DE COURGETTES AUX BOU-LETTES D'AGNEAU

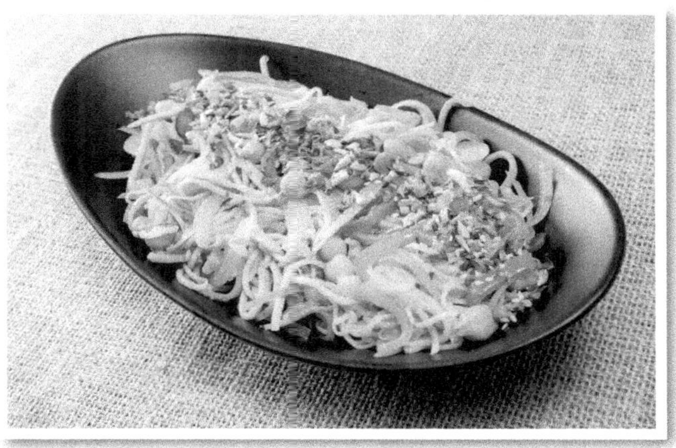

Les spaghetti de légumes deviennent de plus en plus populaires parce qu'ils représentent une excellente alternative aux pâtes classiques. Il est possible de réaliser ces spaghetti ou plutôt ces fettucini de légumes grâce à un économe ou un spiraliseur. Mariez ces spaghetti à des boulettes de viande à base de viande d'agneau et vous aurez trouvé une manière facile et simple de composer un dîner faible en glucides et satisfaisant d'un point de vue gustatif et nutritif .

Pour 4 portions; Préparation: 10 minutes; Temps de cuisson: 20 minutes.

Pour 1 portion : 676 calories / Matières grasses 52,8 g / Glucides 15,4 g / Apport Net en Glucide : 12,2 g/ Fibres 3,2 g / Protéines 35 g

Calories provenant des glucides (4%), protéines (23%), gras (73%)

Ingrédients

- 500 g de spaghetti de courgettes
- 350 g de sauce tomate
- 450 g d'agneau haché
- 2 échalotes
- 1 jaune d'oeuf
- 1 cuillère à café de cannelle
- 1 cuillère à thé de cumin
- 12 cuillères à soupe d'huile végétale
- Sel et poivre et Piment

Préparation

Préchauffez votre four à 240° ou thermostat 8.

À l'aide d'un économe, d'une mandoline ou d'un spiraliseur, coupez vos courgettes. Ne conservez que les parties extérieures.

Mélangez le reste des ingrédients ensemble, sauf la sauce tomate et l'huile d'olive et formez 16 boulettes de viande.

Laissez cuire vos boulettes de viande pendant 12 minutes au four.

Ajoutez la sauce tomate à l'huile et ajoutez les spaghetti dans une casserole et laissez cuire trois ou quatre minutes supplémentaires.

SAUMON EN SAUCE DE MANGUE ET D'AVOCAT

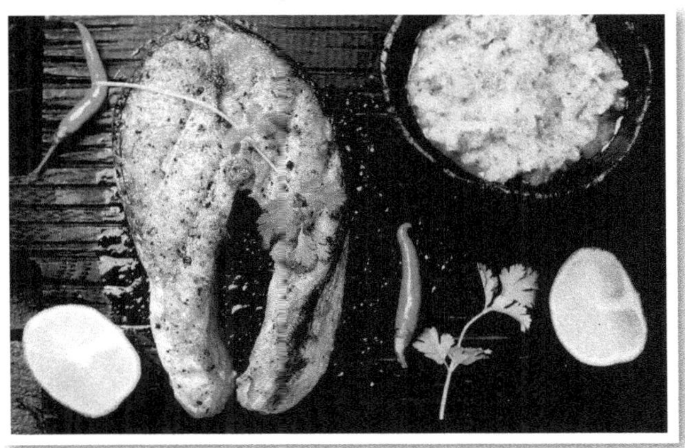

Si vous appréciez les fruits tropicaux, vous allez adorer cette recette! La sauce de mangue et d'avocat mariée au saumon poêlé va apporter du "peps" à ce plat étonnant.

Pour 5 portions; Préparation: 20 minutes; Temps de cuisson: 10 minutes.

Pour 1 portion : 676 calories / Matières grasses 38,9 g / Glucides 11 g / Apport Net en Glucide : 8 g/ Fibres 3 g / Protéines 27,3 g

Calories provenant des glucides (6%), protéines (31%), gras (63%)

Ingrédients

Le saumon

- 750 g de filet de saumon sauvage frais

- 2 cuillères à soupe de ghee

- Sel

- Poivre noir fraîchement moulu

<u>Pour la sauce</u>

- 7 cuillères à soupe d'huile d'olive extra vierge

- 2 tasses de chair de mangue mûre, coupée en dés

- 1/4 de cuillère à café de piment rouge déshydraté

- 1/4 tasse de coriandre fraîche, hachée

- 1/2 tasse d'oignon rouge, émincé finement

- 1 tasse de chair d'avocat, coupé en dés

- 1 jus de citron vert

- Poivre noir fraîchement moulu

Préparation

<u>Le saumon</u>

Coupez votre saumon en 5 portions. Épongez votre saumon avec une serviette en papier jusqu'à ce que votre poisson soit bien sec. Assaisonnez votre saumon sur toutes ses faces.

Dans une poêle à feu moyen-vif, faites chauffer le ghee.

Peau contre la poêle, disposez vos filets de saumon dans la poêle. Réduisez ensuite le feu en pressant vos filets vers la poêle pour les empêcher de se déformer.

Laissez cuire approximativement 6 minutes ou jusqu'à ce que la peau commence à se détacher facilement ou que votre thermomètre à viande arrive à 45°C.

Essuyez de nouveau votre viande et dressez vos assiettes en disposant votre saumon avec la peau bien grillée au dessus. Agrémentez avec de la sauce.

<u>Pour la sauce</u>

Disposez la mangue en dés dans un bol de taille moyenne. Ajoutez le reste de vos ingrédients au bol. Mélangez.

Rectifiez votre assaisonnement puis versez sur vos filets de saumon. Servez.

GAUFRE DEUX VIANDES AU FROMAGE

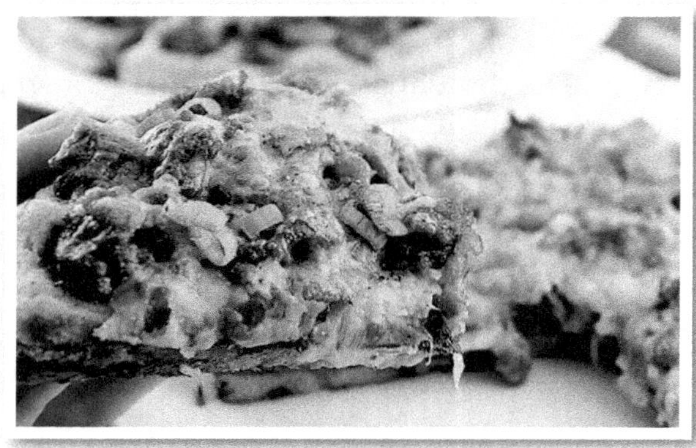

Encore une recette qui illustre la polyvalence du chou-fleur... Puisqu'elle nous offre, une gaufre ! Vous allez adorer cette recette, très savoureuse. La gaufre croustillante se marie parfaitement au goût salé du mélange de viande de bœuf de bacon. Parsemez de fromage pour compléter ce dîner de façon idéale.

Pour 2 portions; Préparation: 10 minutes; Temps de cuisson: 30 minutes.

Pour 1 portion : 749 calories / Matières grasses 58,8 g / Glucides 7,6 g / Apport Net en Glucide : 2 g/ Fibres 2,8 g / Protéines 49,2 g

Calories provenant des glucides (3%), protéines (32%), gras (65%)

Ingrédients

Gaufre

- 1 tasse de chou-fleur

- 50 g de fromage (Cantal ou Mimolette)

- 3 cuillères à soupe de parmesan

- 4 cuillères à soupe de farine d'amande

- 2 gros œufs

- 1/4 de cuillère à café d'oignon en poudre

- 1/4 de cuillère à café d'ail en poudre

- 3 cuillères à soupe d'huile végétale

- Sel et poivre

Garniture

- 120 g de bœuf haché

- 25 g de fromage cheddar

- 4 tranches de bacon, émietté

- 4 cuillères à soupe de la sauce de votre choix

- Sel et poivre

Préparation

Disposez votre chou-fleur émietté dans un grand bol et ajoutez le reste des ingrédients de votre gaufre. Mélangez et réservez.

Faites cuire votre bacon à feu vif jusqu'à ce qu'il soit pratiquement cuit. Ajoutez votre bœuf haché et faites cuire jusqu'à ce que les deux viandes soient bien grillées. Transférez la graisse résultant de la cuisson des deux viandes à la préparation pour gaufre. Mélangez soigneusement ce mélange jusqu'à obtenir une pâte épaisse.

Versez la moitié du mélange de gaufres dans un gaufrier. Faites cuire jusqu'à ce que votre gaufre au chou-fleur soit croustillante. Répétez l'opération avec le reste de la pâte.

Pendant que vos gaufres cuisent, ajoutez la sauce de votre choix à la poêle contenant le mélange de viandes.

Répartissez votre mélange de deux viandes et de fromage sur les deux gaufres. Ajoutez le fromage et laissez fondre une ou deux minutes puis saupoudrez d'oignon en poudre. Servez immédiatement.

Vous avez aimé cette recette ?

Laissez une évaluation sur le site d'achat pour partager et faire connaitre ce livre.

MERCI !

CHAMPIGNONS FARCIS D'OSCAR

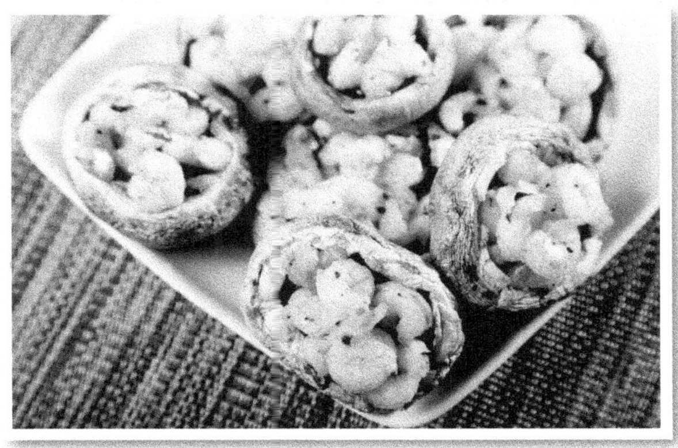

Lorsque je sers ce plat à mes invités ou à ma famille, je n'ai jamais de restes. Ces champignons farcis sont étonnamment savoureux. La farce, à base de fruits de mer rehausse la délicatesse des champignons, met en valeur la texture délicate de leur chair, en magnifie la saveur... Passez à un autre niveau de délice, essayez les Champignons Farcis d'Oscar..

Pour 3 portions (8 champignons par portion); Préparation: 20 minutes; Temps de cuisson: 20 minutes.

Pour 1 portion : 493 calories / Matières grasses 39 g / Glucides 11,4 g / Apport Net en Glucide : 9,7 g/ Fibres 1,7 g / Protéines 24,8 g

Calories provenant des glucides (6%), protéines (26%), gras (68%)

Ingrédients

- 250 g de crevettes, décongelées ou fraîches

- 24 champignons de Paris de taille moyenne

- 2 tranches de bacon (environ 1/3 tasse), coupées en dés

121

- 2 cuillères à soupe de ghee

- 1/4 tasse d'oignons verts (environ 2 oignons verts), hachés grossièrement

- 1/4 tasse de coriandre

- 1 cuillère à café de sauce de <u>Sauce Soja sans Soja</u>

- 1 cuillère à soupe de piment frais, haché finement

- 6 cuillères à soupe d'huile végétale

- Poivre noir fraîchement moulu

- Sel

Préparation

Préchauffez le four à 240 ° thermostat 8, nettoyez et coupez les tiges des champignons.

Disposez vos champignons sur une feuille de papier sulfurisé, tête en bas. Arrosez-les de ghee fondu. Mettez au four une douzaine de minutes. Retournez vos champignons et faites les cuire encore cinq ou dix minutes, jusqu'à ce que l'ensemble de l'humidité de vos champignons soit évaporée.

Pendant la cuisson de vos champignons, décortiquez vos crevettes. Coupez-les en gros morceaux.

Mixez grossièrement vos crevettes avec le bacon, la coriandre, les oignons, le piment, l'huile végétale et la sauce de Soja sans Soja. Assaisonnez. Mixez vos ingrédients jusqu'à obtenir une pâte grossière, collante et grasse.

Farcissez vos champignon avec cette mixture, puis remettez-les au four. Laissez cuire approximativement huit à dix minutes. Servez accompagné de sauce piquante comme du Tabasco ou du Sriracha.

GALETTES DE BUTTERNUT AUX GRAINES

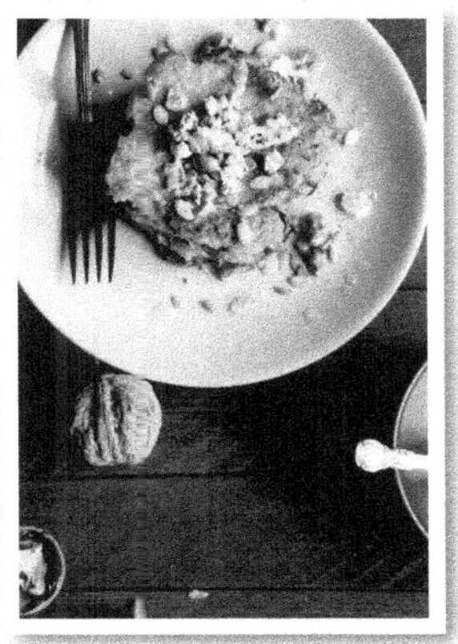

Ces galettes de légumes sont incroyables. Lorsque vous y aurez goûté, vous y penserez sans arrêt. Les graines leur donnent une texture et un croustillant étonnant et apportent un petit goût de noisette qui va vous ravir. Comme elles ne comportent que des légumes et des ingrédients d'origine végétale, ces galettes ne contiennent pas de gluten. Dégustez-les dans deux tranches de pain, comme un burger, en leur ajoutant de l'avocat, de la laitue, et des tomates... Miam.

Pour 4 portions; Préparation: 15 minutes; Temps de cuisson: 15 minutes.

Pour 1 portion : 196 calories / Matières grasses 17,2 g / Glucides 7,7 g / Apport Net en Glucide : 7,1 g/ Fibres 3,2g / Protéines 6,5 g

Calories provenant des glucides (4%), protéines (31%), gras (65%)

Ingrédients

- 2/3 tasse de courge butternut, coupée en petits cubes de 1 cm pour une cuisson à la vapeur

- 1/2 tasse de chou-fleur, émietté

- 1/2 tasse de brocoli en morceaux

- 1/8 cuillère à thé de poivre noir fraîchement moulu

- 1/4 cuillère à thé de cumin

- 1/4 tasse de graines de tournesol

- 1/4 tasse d'amandes

- 1/2 tasse de noix de Grenoble

- 1 cuillère à soupe d'huile végétale

- 1/2 cuillère à café de sel

Préparation

Faites cuire vos dés de Butternut à la vapeur pendant sept à dix minutes ou jusqu'à ce qu'ils soit tendre. Transférez alors la courge cuite dans un bol de taille moyenne et écrasez-la à la fourchette. Réservez une demi-tasse de purée de Butternut.

Changez l'eau de votre cuiseur vapeur, puis faites cuire le brocoli et le chou-fleur pendant deux à six minutes, jusqu'à ce que le mélange soit tendre. Réservez.

Mixez les amandes, les noix de Grenoble et les graines de tournesol jusqu'à former une farine grossière. Ajoutez le brocoli et le chou-fleur cuit et mixez encore jusqu'à obtenir un mélange homogène. Ajoutez la demi-tasse de purée de Butternut, puis le cumin, le sel et le poivre. Mixez encore jusqu'à incorporer le tout. Si le mélange est trop épais pour votre mixeur, transférez les ingrédients dans un grand bol et faites le mélange à la main.

Répartissez le mélange en quatre parts égales et formez vos galettes. Dans une grande poêle, faites chauffer de l'huile à feu moyen.

Laissez cuire vos galettes deux minutes de chaque côté, jusqu'à ce qu'elles soient bien dorées.

Réalisez votre burger en ajoutant votre pain préféré, de l'avocat, de la salade et des tomates... Bon appétit !

Vous avez aimé cette recette ?

Laissez une évaluation sur le site d'achat pour partager et faire connaitre ce livre.

MERCI !

SPAGHETTI DE COURGETTES AU PESTO D' EDAMAME ET LEUR SALADE DE CHOU

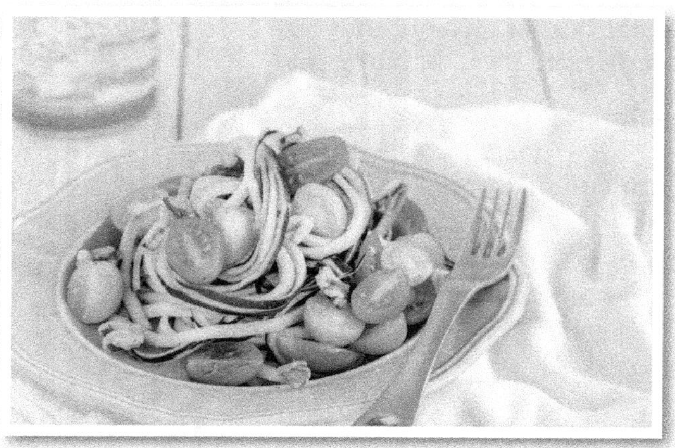

Un plat très riche en vitamine C et bas en mauvais cholestérol. Les edamames, ces fèves de soja extrêmement populaires au Japon propulsent la teneur en glucides, en fibres et en protéines de cette recette exceptionnellement saine.

Pour 4 portions; Préparation: 15 minutes; Temps de cuisson: 5 minutes.

Pour 1 portion : 273 calories / Matières grasses 23,2 g / Glucides 10,4 g / Apport Net en Glucide : 9,4 g/ Fibres 3,8 g / Protéines 9,4 g

Calories provenant des glucides (3%), protéines (24%), gras (73%)

Ingrédients

<u>Pâtes</u>

- 230 g de spaghetti de courgettes

- 2 cuillères à soupe d'huile végétale

- 1 1/2 tasse de chou rouge tranché fin

- 1/2 tasse de feta

<u>Pesto</u>

- 1/2 tasse de feuilles de coriandre fraîche

- 1/2 tasse de feuilles de persil frais

- 1/4 tasse d'amandes entières

- 1 petite gousse d'ail

- 1/2 tasse d'edamame écossé, décongelé

- 1/4 de cuillère à café de piment rouge en poudre

- 1/4 cuillère à café de gros sel

- 2 cuillères à soupe de jus de citron vert

- 2 cuillères à soupe d'huile d'olive

- 1 cuillère à soupe d'eau

Préparation

Préparez votre pesto, en mixant le persil, la coriandre, l'ail, l'edamame écossé, les amandes, le sel et le piment. Mixez approximativement une trentaine de secondes ou jusqu'à obtenir un mélange homogène. Ajoutez l'huile, le jus et l'eau au fur et à mesure du mixage, une ou deux cuillères à soupe à la fois. Mixez une trentaine de secondes supplémentaires pour obtenir un mélange bien lisse. Versez le tout dans un grand bol de service.

Faites chauffer votre huile végétale à feu moyen dans une grande casserole. Versez vos spaghetti de courgettes et faites-les revenir quelques minutes, en les remuant délicatement jusqu'à ce qu'ils commencent à cuire. Ajoutez alors vos spaghetti de courgettes au bol de service contenant votre pesto d'edamame. Ajoutez enfin votre chou et touillez jusqu'à ce que le pesto enrobe chaque ingrédient.

Répartissez dans 4 assiettes, répandez un peu de fromage feta émietté. Servez immédiatement.

CASSEROLE DE NACHOS AU POULET

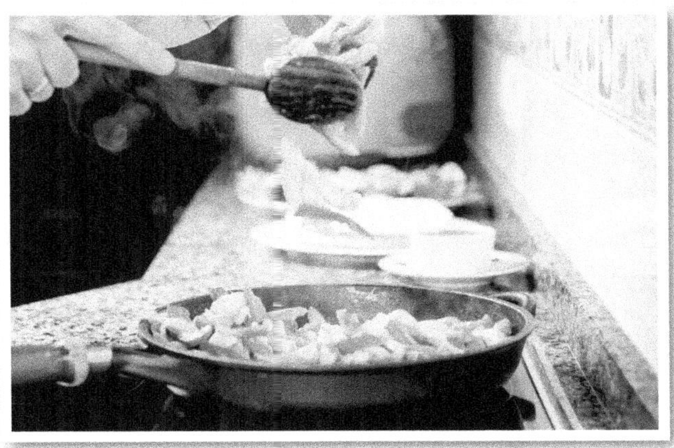

Les recettes cétogènes font la paire avec les casseroles. Cette cuisson vous permet de préparer des plats riches en matières grasses tout en étant pauvres en glucides. Cette recette vous permet d'ajouter tout le fromage dont vous aurez envie pour préparer un plat moelleux et savoureux que tous les membres de la famille vont adorer, quel que soit leur âge ! Le chili va ajouter du piquant à ce plat, apportant l'équilibre entre la douceur du fromage et l'acidité des tomates. Le chou-fleur allège ce plat et parfait le moelleux de chaque bouchée.

Pour 6 portions; Préparation: 20 minutes; Temps de cuisson: 30 minutes.

Pour 1 portion : 517 calories / Matières grasses 40,3 g / Glucides 7,3 g / Apport Net en Glucide : 5,3 g/ Fibres 2 g / Protéines 32,5 g

Calories provenant des glucides (11%), protéines (11%), gras (78%)

Ingrédients

- 120 g de fromage Mascarpone, de Saint Môret ou de chèvre frais battu avec de la crème

- 120 g de fromage Cantal ou Mimolette

- 3 cuillères à soupe de parmesan

- 2 cuillères à soupe d'huile d'olive

- 1/4 tasse de crème fraîche, additionnée de quelques gouttes de citron

- 450 g de chou-fleur

- 1 piment rouge fort de taille moyenne

- 3/4 de tasse de tomates, pelées épépinées

- 1/4 de tasse de poivrons verts, pelés épépinés

- 350 g de chair de cuisse de poulet, sans peau ni os

- 1 1/2 cuillère à café de piment ou de chili

- Sel et poivre

Préparation

Préchauffer le four à 195° (thermostat 6,5). Coupez le poulet en petits morceaux. Assaisonnez avec du sel, du poivre et le mélange de piment.

Dans une poêle que vous aurez mis à chauffer à feu moyen-vif, faites revenir votre poulet jusqu'à ce qu'il soit doré sur toutes ses faces.

Ajoutez le mascarpone, la crème et les trois-quarts du cantal au poulet. Mélangez alors jusqu'à obtenir un ensemble homogène incorporant le fromage fondu. Ajoutez les tomates et les poivrons verts. Mélangez soigneusement.

Versez votre mélange de poulet dans une casserole.

Faites cuire votre chou-fleur à cœur. Versez dans un bol de taille moyenne. Ajoutez alors le restant de fromage.

Avec un mixeur immergé, mixez votre mélange jusqu'à obtenir une consistance proche d'une purée de pomme de terre. Assaisonnez avec du sel et du poivre.

Coupez votre piment en petits morceaux.

Versez votre purée de chou-fleur sur le poulet. Saupoudrez de piment. Laissez cuire au four pendant une quinzaine ou une vingtaine de minutes, jusqu'à ce que le piment ait teinté le dessus de votre plat.

Servez immédiatement, parsemée de coriandre hachée finement.

Vous avez aimé cette recette ?

Laissez une évaluation sur le site d'achat pour partager et faire connaitre ce livre.

MERCI !

ROULÉ DE BEEFSTEAK

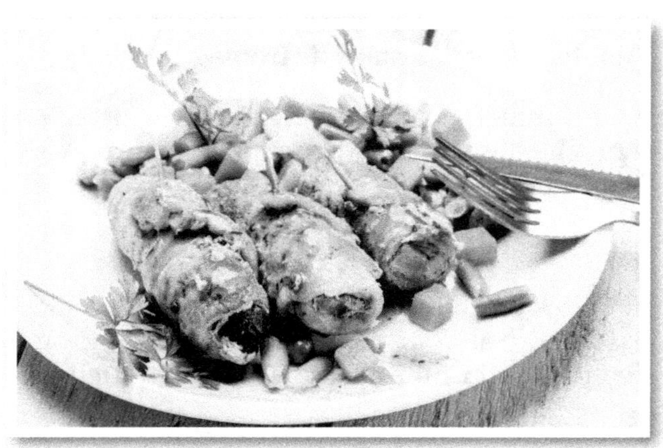

Cette recette est appréciable parce que vous pouvez la préparer avec plusieurs jours d'avance et la faire cuire au dernier moment. Préparez-la pendant un week-end à la maison et vous pourrez profiter d'un repas que vous n'aurez qu'à mettre au four à n'importe quel moment d'une semaine un peu chargée.

Pour 6 portions; Préparation: 30 minutes; Temps de cuisson: 20 minutes.

Pour 1 portion : 522 calories / Matières grasses 40,7 g / Glucides 3,9 g / Apport Net en Glucide : 2,2 g/ Fibres 1,7 g / Protéines 34,8 g

Calories provenant des glucides (6%), protéines (26%), gras (68%)

Ingrédients

- 750 g de bavette de bœuf

- 4 tranches épaisses de bacon

- 250 g d'épinards

- 1 petite courgette, coupée en dés

- 2 cuillères à soupe de ghee ou d'huile de coco

- 1/4 tasse d'eau

- 1 cuillère à café de sel

- 1 cuillère à café de chili en poudre

- 1 cuillère à café de poivre noir

- 1 poivron rouge de taille moyenne, coupé en dés

- 1 gousse d'ail, écrasée

- 11 cuillères à soupe d'huile végétale

Préparation

Préchauffez votre four à 210° ou thermostat 7. Dans une grande poêle très chaude, faites cuire vos épinards et le quart de tasse d'eau. Couvrez la poêle et laissez les épinards cuire dans la vapeur d'eau pendant approximativement 2 minutes sans remuer puis laissez refroidir.

Égouttez l'eau en excès et réservez les épinards.

En coupant la bavette en suivant le sens des fibres (coupe dite «en papillon»), déroulez une feuille de beefsteak en coupant un premier tiers de la bavette, puis dans les deux-tiers restant. Prenez simplement soin de ne pas couper votre bavette en deux morceaux.

Assaisonnez l' intérieur de votre viande avec environ un quart de cuillère à café de sel et un quart de cuillère à café de poivre.

Faites chauffer du bacon dans une sauteuse à feu moyen et laissez-le cuire approximativement trois ou quatre minutes. Ajoutez l'huile végétale, les courgettes et les poivrons. Continuez à cuire trois à quatre minutes supplémentaires. Saupoudrez de chili en poudre, une demi-cuillère à café de sel et une demi-cuillère à café de poivre. Mélangez soigneusement et continuez la cuisson de vos légumes jusqu'à ce qu'ils soient cuits à cœur.

Retirez alors votre casserole du feu et laissez refroidir.

Étalez le mélange bacon-légumes refroidi sur votre feuille de steak. Roulez l'ensemble et liez le tout avec une ficelle de boucher. Assaisonnez l'ensemble avec le restant de sel et de poivre.

Vous pouvez choisir de conserver votre roulé au réfrigérateur pendant une durée qui peut aller jusqu'à 3 jours ou de le cuire immédiatement. Si vous décidez de congeler votre roulé, laissez-le décongeler à température ambiante avant de le cuire.

Pour la cuisson : Dans une grande sauteuse, versez du ghee ou de l'huile de noix de coco et faites chauffer à feu vif. Faites revenir tous les côtés de votre roulade jusqu'à ce que l'ensemble soit bien doré.

Transférez votre roulade au four : Laissez alors cuire une vingtaine de minutes ou jusqu'à ce que la température interne de votre roulé soit de 35°.

Retirez votre viande du four et laissez reposer une vingtaine de minutes. Découpez votre roulé en enlevant la ficelle et servez rapidement.

RIZ DE CHOUX-FLEURS AUX LÉGUMES SAUTÉS

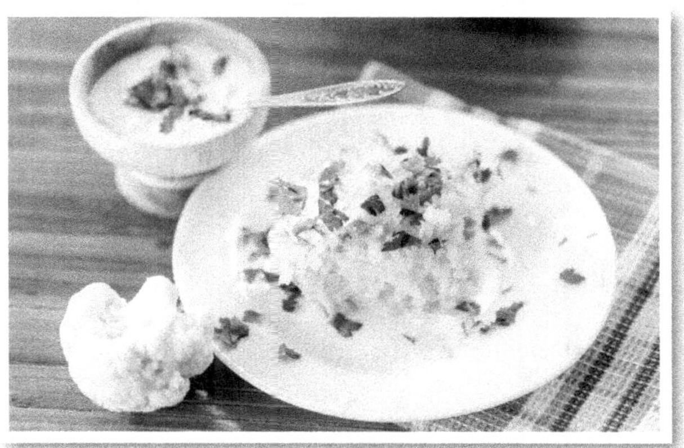

A l'origine, cette recette utilise du riz brun. Cette déclinaison avec du riz de chou-fleur réduit drastiquement sa teneur en glucides.

Pour 4 portions; Préparation: 20 minutes; Temps de cuisson: 20 minutes.

Pour 4 portions : 245 calories / Matières grasses 20 g / Glucides 10,5 g / Apport Net en Glucide : 7 g/ Fibres 3,5 g / Protéines 9,4 g

Calories provenant des glucides (10%), protéines (16%), gras (74%)

Ingrédients

Riz de chou-fleur

- 1 tasse de riz de chou-fleur

- 2 cuillères à soupe d'huile végétale

- Sel et poivre

<u>Légumes</u>

- 2 cuillères à soupe d'huile végétale

- 1 tasse d'oignon émincé

- 2 tasses de fleurs de brocoli

- 230 g de champignons émincés

- 1 cuillère à café de thym séché

- 1/2 cuillère à café de sel

- 1/2 cuillère à café d'ail haché

- 1/4 de cuillère à café de poivre

- 1/2 tasse de mozzarella râpée,

- 3 cuillères à soupe de noix, écrasées

Préparation

Faites revenir vos oignons pendant 5 minutes dans une grande poêle antiadhésive où vous aurez fait chauffer de l'huile. Ajoutez le brocoli et couvrez. Faites cuire à feu doux encore trois minutes. Ajoutez alors les champignons, le thym, le sel, l'ail et le poivre. Faites revenir encore cinq minutes ou jusqu'à ce que les champignons soient cuits.

Faites chauffer de l'huile dans une sauteuse, puis ajoutez votre chou-fleur de riz. Faites-le revenir jusqu'à ce qu'il soit cuit. Assaisonnez alors avec du sel et du poivre.

Répartissez le riz de chou-fleur, puis les légumes sautés dans quatre grands bols de service. Saupoudrez de fromage et de noix, puis servez rapidement.

LASAGNE CÉTOGÈNE

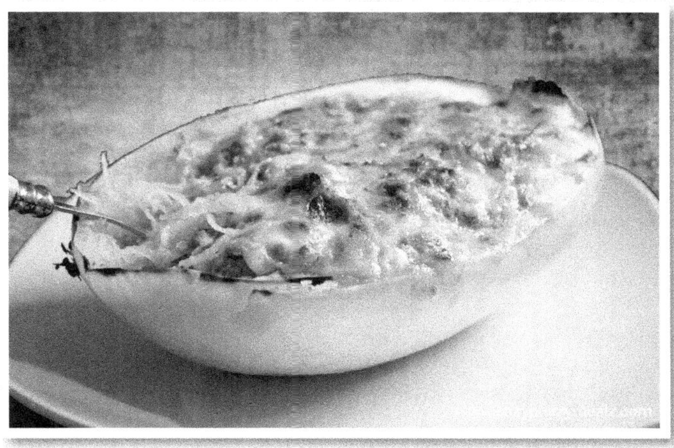

Si remplacer le riz par du chou-fleur lors de l'adoption d'un régime cétogène est une bonne solution, substituer les pâtes à la courge spaghetti est tout aussi recommandable pour sa pauvreté en glucides et sa grande saveur.

Faciles à superposer, les couches de courge spaghetti de cette recette vont vous rassasier dans un repas copieux et délicieux.

Pour 8 portions; Préparation: 20 minutes; Temps de cuisson: 40 minutes.

Pour 4 portions : 308 calories / Matières grasses 55,5 g / Glucides 10,6 g / Apport Net en Glucide : 9,6 g/ Fibres 1 g / Protéines 40,4 g

Calories provenant des glucides (3%), protéines (2%), gras (95%)

Ingrédients

- 4 tasses de courge spaghetti

- 120 g de Mascarpone, de Saint Môret ou de chèvre frais battu avec de la crème

- 1/4 tasse de ricotta

- 450 g de mozzarella râpée

- 170 g de fromage mélangé râpé

- 12 tranches de pepperoni

<u>Sauce marinara</u>

- 450 g de saucisse italienne cuite

- 250 g de sauce tomate

- 4 cuillères à soupe d'huile d'olive

- 1 gousse d'ail

- 1 petit oignon

- 1/3 de tasse de vin rouge

Préparation

Utilisez votre propre sauce tomate ou des tomates concassées en boîte (vérifiez la teneur en sucre).

Ajoutez la saucisse italienne cuite que vous aurez coupée en morceaux.

Cuisez votre courge spaghetti jusqu'à obtenir une consistance qui vous convienne.

Commencez par une couche de sauce tomate dans un moule en pyrex ou en métal.

Disposez ensuite une couche de courge spaghetti cuits sur la couche de sauce.

Etalez une couche de sauce marinara aux saucisses au dessus des spaghetti courge.

Parsemez de mozzarella râpée.

Ensuite, ajoutez le mascarpone et la ricotta.

Ajoutez une nouvelle couche de courge spaghetti puis le reste de sauce marinara aux saucisses.

Ajouter une autre couche de mozzarella puis saupoudrez de mascarpone et ricotta.

Finissez par quelques tranches de pepperoni.

Laissez cuire vos lasagnes cétogènes à 180° (ou thermostat 6) pendant 35 ou 40 minutes au four.

Laissez refroidir vos lasagnes avant de découper des portions, cela sera plus facile et vos portions de lasagne seront alors mieux dessinées.

Vous avez aimé cette recette ?

Laissez une évaluation sur le site d'achat pour partager et faire connaitre ce livre.

MERCI !

PÉTONCLES CÉTOGÈNES

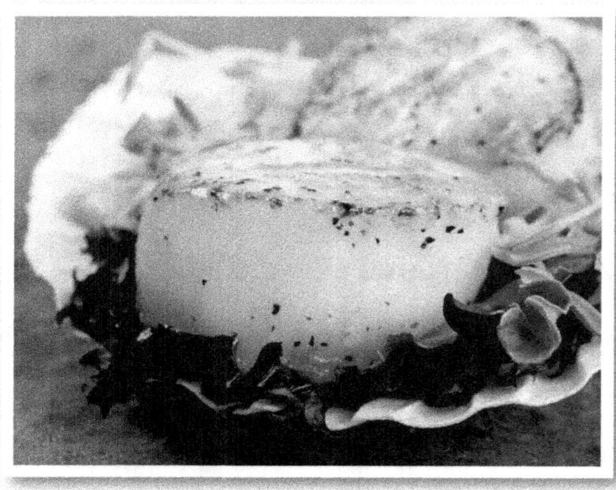

Les pétoncles sont riches en protéines et faibles en gras, pensez-y lorsque vous êtes à la recherche d'un repas rapide mais néanmoins délicieux.

Pour 4 portions; Préparation: 10 minutes; Temps de cuisson: 10 minutes.

Pour 4 portions : 455 calories / Matières grasses 37,4 g / Glucides 4,8 g / Apport Net en Glucide : 4,8 g/ Fibres 0,1 g / Protéines 25,2 g

Calories provenant des glucides (7%), protéines (11%), gras (82%)

Ingrédients

- 1 1/2 cuillère à café de jus de citron frais

- 750 g de Pétoncles

- 1/2 cuillère à café de sel

- 1/8 de tasse de lait enter mélangé à 1/8 de tasse de crème légère

- 1/4 de cuillère à café de poivre

- 2 cuillères à soupe de persil frais haché

- 2 cuillères à soupe d'huile d'olive,

- 2 cuillère à soupe d'oignons verts émincés finement

- 2/3 tasse de bouillon de poulet

- 3/4 cuillère à café de curry en poudre

- 4 cuillères à café de farne d'amande

- 8 cuillères à soupe d'huile végétale

Préparation

Mélangez le bouillon de poulet, le mélange de crème et de lait entier, le jus de citron, le curry en poudre, le sel et le poivre et remuez soigneusement. Réservez.

Enlevez l'excès d'humidité des pétoncles avant de les fariner légèrement.

Versez de l'huile dans une poêle antiadhésive et faites-la chauffer jusqu'à ce qu'elle soit chaude. Ajoutez la moitié des pétoncles et faites-les cuire de chaque côté pendant deux minutes.

Retirez la poêle du feu et réservez.

Répétez l'opération avec les autres pétoncles puis ajoutez-les aux premiers. Remettez l'ensemble des Pétoncles à la poêle, ajoutez le mélange de bouillon et portez à ébullition.

Faites cuire le mélange trois minutes ou jusqu'à ce que la sauce épaississe. Transférez alors le tout dans un plat de service. Parsemez d'oignons verts et de persil. Servez immédiatement.

SOUPE DE POULET AUX PÂTES DE COURGETTE

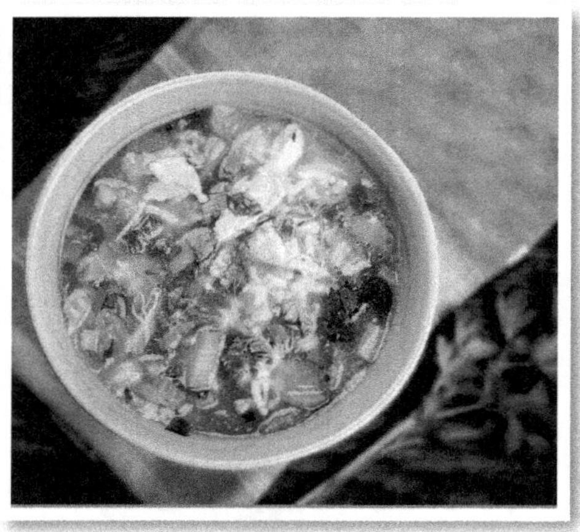

Cette soupe vous réconfortera pendant les longues journées d'hiver. Les pâtes de courgettes sont un substitut sain et délicieux aux nouilles traditionnelles.

Pour 6 portions; Préparation: 20 minutes; Temps de cuisson: 25 minutes.

Pour 4 portions : 562 calories / Matières grasses 30,9 g / Glucides 9,3 g / Apport Net en Glucide : 7 g/ Fibres 2,3 g / Protéines 20,9 g

Calories provenant des glucides (6%), protéines (31%), gras (63%)

Ingrédients

- 9 tasses de bouillon de poulet

- 3 courgettes, spiralisées

- 3 gousses d'ail émincées

- 2 cuillères à soupe d'huile d'olive

- 10 cuillères à soupe d'huile végétale

- 1/2 cuillère à café d'origan séché

- 1/2 cuillère à café de basilic séché

- 500 g de poitrine de poulet, cuite et coupée en petits morceaux

- 1 tasse de carottes émincées

- 1 tasse d'oignons coupés en dés

- 1 tasse de céleri coupé en dés

- Sel et poivre

- 1 pincée de thym séché (optionnel)

Préparation

Faites chauffer de l'huile d'olive à feu vif dans une grande poêle. Une fois votre huile chaude, ajoutez l'oignon, l'ail et le céleri, faites-les revenir approximativement cinq minutes.

Ajoutez alors votre huile, votre poulet et vos carottes et faites-les sauter pendant une petite minute. Ajoutez le bouillon, l'origan, le basilic, le thym et assaisonnez avec du sel et du poivre et portez à ébullition.

Baissez la température et laissez mijoter une vingtaine de minutes jusqu'à ce que vos légumes soient cuits.

Après avoir réparti vos nouilles de courgettes dans six bols de service, versez-y votre bouillon et servez immédiatement.

PÂTES DE COURGETTE CARBONARA

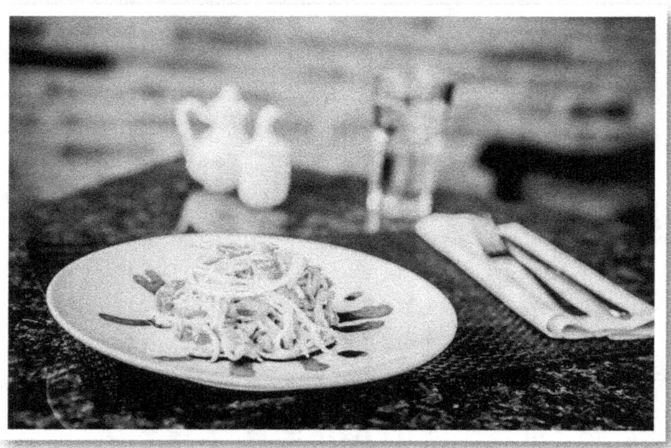

Utilisez des nouilles de courgette comme alternative aux pâtes dans une recette de pâte à la carbonara traditionnelle rend ce plat faible en glucides mais il reste toujours aussi riche en gras.

Pour 2 portions; Préparation: 15 minutes; Temps de cuisson: 5 minutes.

Pour 4 portions : 563 calories / Matières grasses 46,4 g / Glucides 6,2 g / Apport Net en Glucide : 4,6 g/ Fibres 1,6 g / Protéines 34 g

Calories provenant des glucides (3%), protéines (32%), gras (65%)

Ingrédients

- 60 g de pancetta coupée en dés

- 1 jaune d'œuf

- 1 très grosse courgette, spiralisée

- 2 œufs

- 2 cuillères à soupe de Parmesan râpé

- 2 cuillères à soupe d'huile d'olive

- 2 cuillères à thé de poivre noir moulu

- 2/3 tasse de Parmesan en morceaux

Préparation

Fouettez ensemble vos blancs d'œufs et le jaune d'œuf seul, puis ajoutez du parmesan rapé et mélangez avec soin.

Dans une grande poêle, faites chauffer l'huile d'olive à feu moyen, puis ajoutez les dés de pancetta et laissez cuire deux ou trois minutes, en remuant constamment, jusqu'à ce que la pancetta soit cuite, mais pas grillée.

Ajoutez les pâtes de courgette Laissez cuire, en mélangeant sans arrêt, durant trois ou cinq minutes, jusqu'à ce que vos pâtes de courgette soient chaudes, mais pas cuites et la pancetta légèrement croustillante. Retirez alors la poêle du feu.

Versez le mélange d'œufs sur les pâtes de courgette et remuez jusqu'à ce que les œufs enduisent uniformément les pâtes. Garnissez vos pâtes de courgette de parmesan, assaisonnez de poivre noir et dégustez rapidement.

Vous avez aimé cette recette ?

Laissez une évaluation sur le site d'achat pour partager et faire connaitre ce livre.

MERCI !

POULET SAUCE SATAY

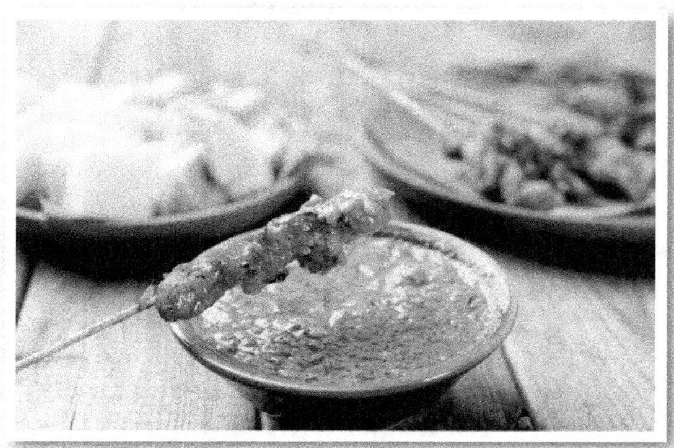

J'ai détourné ce plat populaire d'origine Asiatique pour l'adapter à une diète compatible avec une sensibilité paléo et cétogène. A mon humble avis, cette version est même meilleure que la version traditionnelle!

Pour 4 portions; Préparation: 15 minutes; Temps de cuisson: 20 minutes (ajoutez le temps de refroidissement).

Pour 4 portions : 515 calories / Matières grasses 39,6 g / Glucides 9,8 g / Apport Net en Glucide : 5,8 g/ Fibres 3,9 g / Protéines 34,1 g

Calories provenant des glucides (5%), protéines (26%), gras (69%)

Ingrédients

- 600 g de cuisse de poulet

- 2 cuillères à soupe d'huile de noix de coco

- 2 cuillères à soupe de jus de citron

- 2 gousses d'ail écrasées

- 1/4 cuillère à café de sel

- 2 oignons de printemps

<u>Sauce Satay</u>

- 1/2 tasse de beurre de coco ou d'amande

- 1/2 tasse de lait de coco

- 1 cuillère à soupe de sauce Nuoc Mam d'Oscar

- 1 cuillère à soupe de jus de citron

- 2 cuillères à café de gingembre fraîchement râpé

- 1 gousse d'ail écrasée

- 1/4 cuillère à café de sel

Préparation

Découpez les cuisses de poulet et laissez mariner au moins 1 heure ou toute la nuit au réfrigérateur avec le jus de citron et l'ail écrasé assaisonnés de sel.

En parallèle, préparez la sauce satay : Mettez vos ingrédients dans un bol et mélangez soigneusement.

Préchauffez votre four à 120° (thermostat 4). Retirez votre poulet du réfrigérateur et disposez-le sur des pics à brochettes. Imprégnez chaque brochette d'huile de noix de coco et placez-les au four sur une grille au-dessus d'une lèchefrite.

Laissez cuire approximativement une dizaine de minutes. Retournez les brochettes à mi-cuisson.

Retirez alors les brochettes du four et laissez-le refroidir avant de les disposer sur une assiette de service. Parsemez d'oignon éminceé et servez accompagné de sauce satay.

SAUCE NUOC MAM D'OSCAR

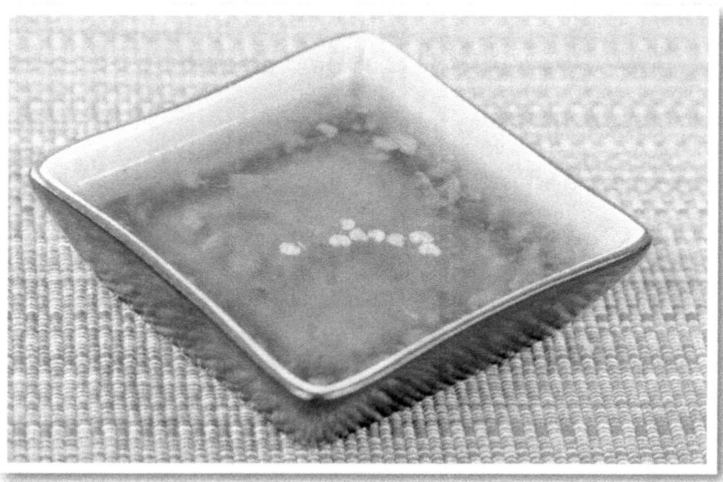

Ingrédients

- 200 ml d'eau

- 4 cuillérées à soupe de miel

- 50 ml de vinaigre de cidre

- Jus d'1 citron

- 2 gousses d'ail écrasées

Préparation

Mélangez tous les ingrédients, conservez au réfrigérateur dans
un récipient hermétique, idéalement en verre pendant une durée
pouvant aller jusqu'à 3 semaines.

GALETTES DE DINDE À LA SAUCE DE CONCOMBRE

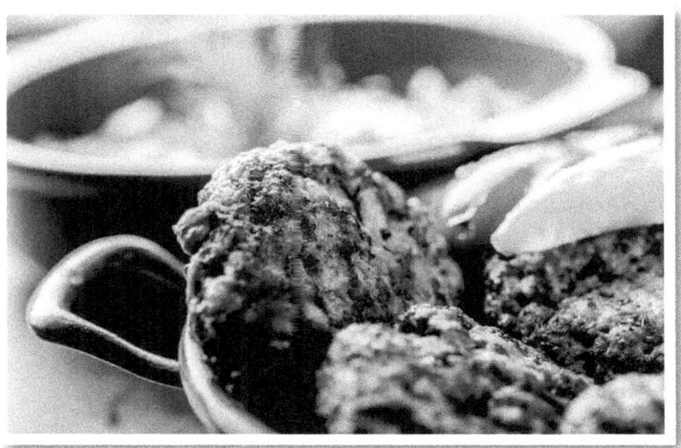

Faites tout simplement griller ces galettes de dinde sur votre prochain barbecue cet été, ou à la poêle toute l'année... Servez-les accompagnées de sauce de concombre et de légumes sautés.

Pour 16 galettes; Préparation: 15 minutes; Temps de cuisson: 20 minutes.

Pour 1 portion (4 galettes et accompagnement en sauce de concombre): 475 calories / Matières grasses 38,3 g / Glucides 7,7 g / Apport Net en Glucide : 5 g/ Fibres 2,7 g / Protéines 26,8 g

Calories provenant des glucides (4%), protéines (23%), gras (73%)

Ingrédients

Galettes de Dinde

- 600 g de dinde hachée

- 1/2 tasse de farine d'amande

- 1 gros œuf
- 2 gousses d'ail écrasées
- 1 petit piment fort, épépiné et haché
- 2 cuillères à thé de moutarde de Dijon
- 2 cuillères à soupe de jus de citron
- 2 cuillères à soupe de persil frais haché
- 2 cuillères à soupe de basilic frais haché
- 1/2 cuillère à café de sel
- Poivre noir fraichement moulu
- 2 oignons de printemps, émincés
- 2 cuillères à soupe de ghee

<u>Sauce de concombre</u>

- 500 g concombre
- 15 g de petit piment fort, coupé en deux et épépiné
- 1 gousse d'ail écrasée
- 1 cuillère à soupe de vinaigre de cidre
- 1 cuillère à soupe d'aneth frais haché
- 2 cuillères à soupe d'huile d'olive extra vierge
- 1/4 cuillère à café de sel
- Poivre noir fraichement moulu
- 1 tasse de yaourt ou de crème fraîche (optionnel)

Préparation

Ajoutez à la dinde hachée la farine d'amande, l'œuf, l'ail écrasé, le piment, la moutarde de Dijon, le jus de citron, le persil, le basilic, le sel et le poivre noir .

Ajoutez ensuite un oignon émincé finement et réservez le deuxième pour le dressage de vos assiettes.

Mélangez vos ingrédients à la main jusqu'à obtenir une pâte homogène dans laquelle vous modèlerez de petites galettes.

Chauffez le ghee dans une poêle et ajoutez vos galettes de dinde. Veillez à ne pas retourner vos galettes trop tôt sous peine de les voir adhérer à votre poêle.

Faites cuire les galettes sur chaque face jusqu'à obtenir une belle couleur dorée.

Une fois cuites, disposez-les quatre par quatre dans les assiettes de service. Réservez.

Préparez en parallèle votre sauce de concombre.

Lavez le concombre et coupez-le en tranches fines ou en «fettucini». Émincez finement le piment. Ajoutez tous vos ingrédients, (ainsi que le yaourt ou la crème fraîche, si vous l'avez ajouté à la recette) et mélangez soigneusement. Servez le tout et régalez-vous.

Vous avez aimé cette recette ?

Laissez une évaluation sur le site d'achat pour partager et faire connaitre ce livre.

MERCI !

«PÂTES» AU THON

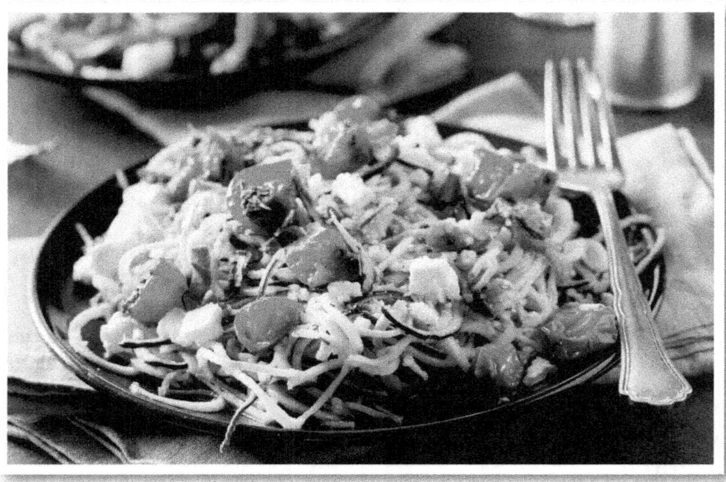

Ces pâtes de légumes au thon vont allier la simplicité d'un repas rapide et facile à faire proposent une alternative envisageable quand on n'a pas vraiment envie de beaucoup cuisiner sainement.

Pour 6 portions; Préparation: 15 minutes; Temps de cuisson: 35 minutes.

Pour 1 portion (4 galettes et accompagnement en sauce de concombre): 375 calories / Matières grasses 25,7 g / Glucides 8,1 g / Apport Net en Glucide : 5,7 g/ Fibres 2,4 g / Protéines 29 g

Calories provenant des glucides (6%), protéines (31%), gras (63%)

Ingrédients

- 100 g d'oignon rouge

- 200 g de champignons blancs

- 1/4 tasse de ghee ou de beurre

- 600 g de courgette

- 125 g de pesto

- 1 cuillère à café d'origan séché

- 2 cuillères à café de basilic séché

- 450 g de thon en conserve, égoutté

- 110 g de mozzarella râpée

- 1/3 tasse de parmesan râpé

- Sel et poivre noir fraîchement moulu

Préparation

Préchauffez le four à 190 ° C thermostat 6,5. Émincez vos oignons et vos champignons. Faites revenir vos oignons dans le ghee jusqu'à ce qu'ils deviennent translucides, puis ajoutez vos champignons émincés. Laissez cuire encore approximativement cinq minutes puis retirez du feu.

Dans le même temps, lavez et tranchez vos courgettes à l'aide d'un économe à légumes ou d'un spiraliseur pour réaliser des «fettucini». Déposer ces nouilles de légumes dans une grande casserole puis ajoutez les champignons, le pesto, les herbes, l'assaisonnement et enfin, le thon. Saupoudrez de mozzarella et mélangez soigneusement.

Ajoutez du parmesan râpé et laissez cuire au four une vingtaine de minutes. Ensuite, retirez du feu et laissez refroidir quelques instants avant de servir.

SAUMON BRAISÉ AUX ÉPINARDS

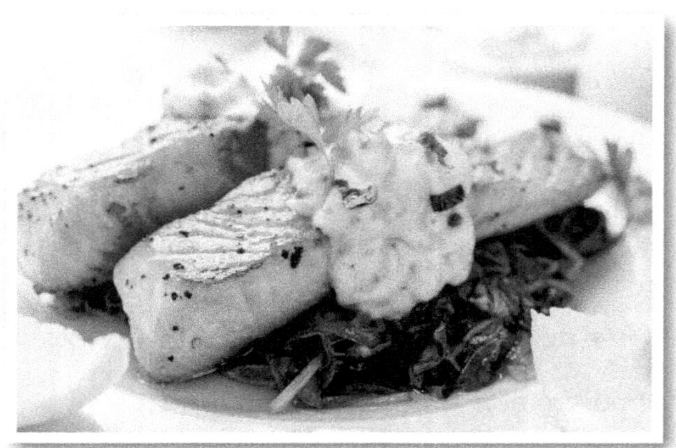

Le saumon est un poisson qui représente un excellent choix lorsqu'on adopte un régime cétogène. C'est un poisson gras, sain lorsqu'il est choisit correctement et surtout, il est riche en oméga-3. Il est particulièrement recommandé accompagné d'épinards à la crème.

Pour 4 portions; Préparation: 15 minutes; Temps de cuisson: 35 minutes.

Pour 1 portion (4 galettes et accompagnement en sauce de concombre): 460 calories / Matières grasses 32 g / Glucides 5,9 g / Apport Net en Glucide : 3,5 g/ Fibres 2,5 g / Protéines 36,2 g

Calories provenant des glucides (3%), protéines (32%), gras (65%)

Ingrédients

Saumon

- 600 g de filets de saumon

- 1/4 cuillère à café de sel

- 2 cuillères à soupe de jus de citron

- Sauce à la crème d'épinards

- 3 cuillères à soupe de ghee ou d'huile d'olive vierge extra

- 2 gousses d'ail écrasées

- 2 oignons de printemps émincés finement

- 400 g d'épinards frais ou 450 g d'épinards congelés

- 1/2 tasse de crème fraîche ou de lait de coco

- 1 tasse de basilic frais,

- Sel et poivre noir fraîchement moulu

Préparation

Faites d'abord cuire le saumon à la vapeur. Assaisonnez chaque filet de saumon d'une pincée de sel et arrosez de jus de citron frais. Après avoir atteint l'ébullition, baissez votre feu et disposer votre saumon dans le panier à vapeur. Laissez cuire pendant huit à dix minutes ou jusqu'à ce que la chair du saumon devienne opaque et se détache facilement à la fourchette.

Préparez alors votre sauce. Lavez et séchez vos épinards si vous choisissez de cuisiner vos épinards frais. Chauffez le ghee dans une casserole et ajoutez l'ail et l'oignon. Ajoutez ensuite vos épinards et faites-les cuire à feu moyen pendant une à deux minutes.

Versez la crème et laissez cuire jusqu'à ce qu'elle réduise de moitié. Ajoutez alors le basilic finement haché et un trait de jus de citron. Assaisonnez alors avec du sel et du poivre noir.

Retirez votre casserole du feu et réservez pendant cinq minutes.

Pour la sauce à la crème, mixez l'ensemble jusqu'à obtenir une consistance lisse. Disposez votre saumon sur une assiette de service et nappez de sauce. Servez accompagné d'asperges gratinées au parmesan ou de riz de chou-fleur.

BOL DE SARDINE ET SA LAITUE

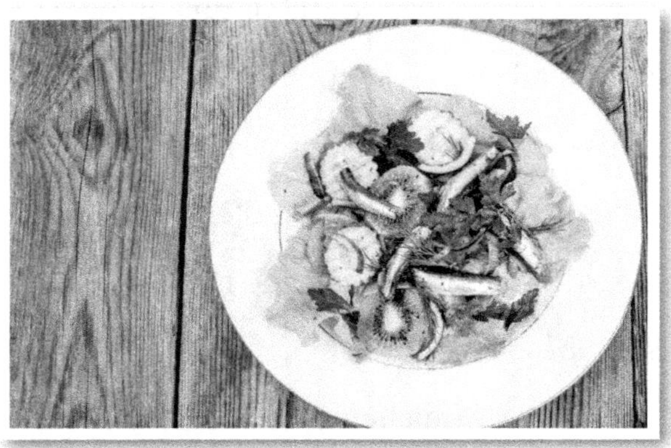

Peu d'entre nous savent que les sardines pourraient figurer parmi les super-aliments. C'est un poisson qui est étonnamment sous-estimées. La sardine est riche en acides oméga-3. Incroyablement sain, ce poisson voit sa saveur s'améliorer au fil du temps lorsqu'il est mis en conserve. Frais ou pas, il est disponible à un prix très raisonnable. Vous pouvez manger leurs arêtes, elles sont très riches en minéraux!

Pour 4 portions; Préparation: 5 minutes; Temps de cuisson: 15 minutes.

Pour 1 portion : 478 calories / Matières grasses 36 g / Glucides 10,3 g / Apport Net en Glucide : 6,9 g/ Fibres 3,4 g / Protéines 37,4 g

Calories provenant des glucides (6%), protéines (18%), gras (76%)

Ingrédients

- 600 g de sardines fraîches ou 6 boîtes de sardines

- 150 g de tomates cerises, hachées

- 150 g de poivron vert, épépiné et tranché

- 200 g de concombres, pelés et coupés en dés

- 60 g 1 petit oignon rouge

- 150 g de feta

- 2 cuillères à soupe de câpres

- 1/2 tasse d'olives

- 1 cuillère à soupe de jus de citron

- 1 cuillère à café d'origan séché

- 1/4 tasse d'huile d'olive extra vierge

- Sel et poivre noir fraîchement moulu

- 400 g de laitue

Préparation

Si vous utilisez des sardines fraîches, préchauffez votre four à 180° C, ou thermostat 6.

Nettoyez soigneusement les sardines, en enlevant les branchies et les entrailles puis rincez-les à l'eau courante.

Disposez-les ensuite sur une grille de cuisson et assaisonnez-les avec du sel et du poivre. Faites-les cuire une dizaine de minutes et retirez-les alors du four. Laissez-les refroidir. Retirez alors les arêtes. Si vous utilisez des sardines en conserve, jetez la saumure ou l'huile de la conserve.

Épluchez et émincez l'oignon. Dans un bol, mélangez les tomates, le poivron vert, le concombre et l'oignon. Ajoutez la feta, les câpres, les olives, le jus de citron, l'origan et l'huile d'olive. Assaisonnez avec du sel et du poivre noir. Ajoutez la chair de sardine et mélangez avec soin.

Coupez les feuilles de laitue, puis lavez et essorez-les. Proposez vos sardines posées sur quelques feuilles de laitue ou versez le tout dans un bol et servez tel quel.

BROCHETTE DE MAQUEREAU À L'ARRABIATA

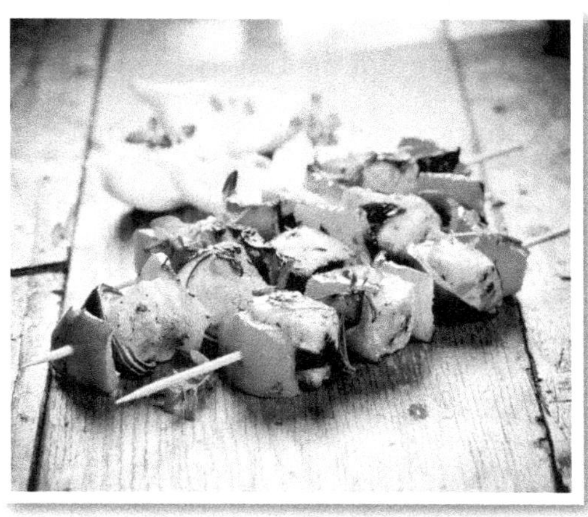

Au même titre que les sardines ou le saumon, le maquereau est une prise de choix pour l'alimentation cétogène. Ce poisson, riche en acides oméga-3 est si savoureux que vous pourriez décider de vous passer d'assaisonnement. Pensez à vous informer de sa provenance, certains maquereaux peuvent contenir des niveaux de mercure élevés.

Pour 4 portions; Préparation: 10 minutes; Temps de cuisson: 20 minutes (ajoutez le temps de marinade).

Pour 1 portion : 476 calories / Matières grasses 34,8 g / Glucides 10,3 g / Apport Net en Glucide : 7,6 g/ Fibres 3 g / Protéines 29,5 g

Calories provenant des glucides (6%), protéines (26%), gras (68%)

Ingrédients

- 600 g de filets de maquereau

- 2 gousses d'ail écrasées

- 1/2 cuillère à café de piment en flocons ou 1 cuillère à café de piment fraîchement haché

- 1 cuillère à soupe de vinaigre balsamique

- 1/4 tasse d'huile d'olive extra vierge

- 1 demi-oignon blanc

- 2 gros poivrons verts

- 2 poivrons rouges, oranges ou jaunes

- Sel et poivre noir fraîchement moulu

Préparation

Découpez le maquereau en morceaux de taille moyenne. Placez-le dans un bol et ajoutez l'ail écrasé, le piment, le vinaigre balsamique et l'huile d'olive. Assaisonnez avec du sel et du poivre noir et laissez mariner toute la nuit ou au minimum une heure.

Émincez l'oignon en tranches suffisamment épaisses pour être piquées sur une brochette. Lavez, épépinez et tranchez les poivrons.

Lancez votre four en mode grill à 270° (ou thermostat 9). Confectionnez vos brochettes en piquant le maquereau, l'oignon et les poivrons alternativement. Faites grillez les brochettes au four. Laissez cuire cinq minutes en versant un peu d'huile de marinade pour éviter que vos brochettes sèchent. Laissez cuire cinq minutes supplémentaires ou jusqu'à ce que les brochettes prennent une belle couleur dorée. Servez immédiatement.

BOULETTES DE POISSONS AU CHILI THAÏLANDAIS

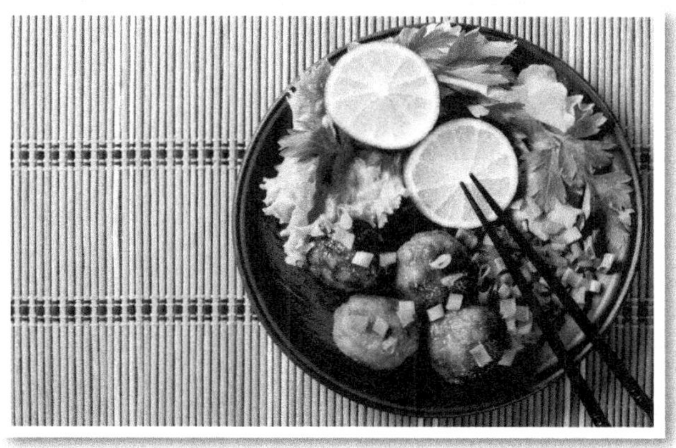

Les poissons blancs vont être naturellement riches en protéines et faibles en gras. Si vous pensez devoir augmenter l'apport en matières grasses de cette recette, ajoutez un accompagnement riche en matières grasses, par exemple des asperges ou des brocolis revenus dans du beurre.

Pour 16 boulettes de poisson; Préparation: 15 minutes; Temps de cuisson: 40 minutes.

Pour 1 portion (4 boulettes) : 463 calories / Matières grasses 31,9 g / Glucides 8,7 g / Apport Net en Glucide : 4,9 g/ Fibres 3,9 g / Protéines 33,5 g

Calories provenant des glucides (4%), protéines (31%), gras (65%)

Ingrédients

<u>Boulettes de poisson</u>

- 600 g de poissons blancs comme de la morue

- 1 gros œuf

- 1/2 tasse de farine d'amande

- 1 gousse d'ail écrasée

- 1 cuillère à café de gingembre fraîchement râpé

- 1/2 cuillère à café de sel

- 1/4 tasse de farine de coco

- Poivre noir fraichement moulu

- 1 oignon de printemps

- Optionnel: 2 cuillères à soupe de graines de sésame grillées, en accompagnement

<u>Sauce au chili Thaïlandais</u>

- 85 g de ghee ou d'huile de coco

- 1 petit piment de chili thaïlandais

- 2 gousses d'ail

- 1 cuillère à café de zeste d'orange râpé finement (ou 1/2 cuillère à café de zest séché)

- 1/4 tasse de vinaigre de cidre ou de vinaigre de riz

- 2 cuillères à soupe de sauce <u>soja sans soja</u>

- 1 cuillère à soupe de jus de citron vert

- 1 cuillère à soupe de purée de tomates

- 1 cuillère à soupe d'érythritol ou 5 à 10 gouttes de stévia liquide

- 1 cuillère à soupe de graines de chia moulues

- Sel et poivre noir fraîchement moulu

Préparation

Préchauffez le four à 210° ou thermostat 7. Mixez le poisson jusqu'à obtenir une consistance lisse. Transférez alors le poisson dans un bol, puis ajoutez l'œuf, la farine d'amande, l'ail écrasé, le gingembre, le sel et le poivre.

Formez à la main les boulettes de poisson et farinez-les avec la noix de coco. Disposez alors vos boulettes sur une plaque de cuisson recouverte de papier sulfurisé Transférez au four et cuisez entre vingt et vingt-cinq minutes.

En parallèle, préparez la sauce au chili thaïlandais. Faites chauffer le ghee dans une grande casserole. Épépinez, émincez finement le piment et épluchez l'ail. Laissez cuire deux ou trois minutes puis ajoutez le zeste d'orange, le vinaigre de cidre, la sauce de soja sans soja, le jus de citron vert, la purée de tomates et l'érythritol ou la stévia liquide.

Assaisonnez et laissez cuire à feu moyen cinq à dix minutes ou lorsque la sauce aura réduit de moitié. Retirez alors du feu et ajoutez les graines de chia. Mélangez soigneusement et réservez en laissant la sauce épaissir.

Une fois vos boulettes réalisées, transférez-les dans la poêle contenant la sauce. Servez sans tarder.

Accompagnement : Servez avec du riz de chou-fleur ou des légumes sautés au beurre comme du brocoli préalablement cuit à la vapeur.

Parsemez de gingembre fraîchement râpé, de poivre, d'ail, d'huile d'olive, d'huile de sésame grillée et sel.

Vous avez aimé cette recette ?

Laissez une évaluation sur le site d'achat pour partager et faire connaitre ce livre.

MERCI !

PIZZA CÉTOGÈNE

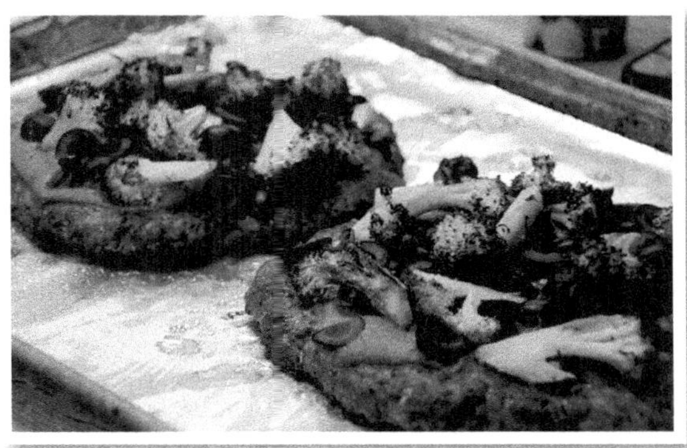

Imaginez de remplacer la pâte d'une pizza par de la viande hachée. Très faible en glucides, cette pizza cétogène sera encore meilleure accompagnée d'une salade, de légumes et de fromage.

Pour 4 portions; Préparation: 15 minutes; Temps de cuisson: 25 à 30 minutes.

Pour 1 portion : 520 calories / Matières grasses 41,7 g / Glucides 5,6 g / Apport Net en Glucide : 3,4 g/ Fibres 2,3 g / Protéines 30,8 g

Calories provenant des glucides (3%), protéines (24%), gras (73%)

Ingrédients

<u>Pâte à pizza</u>

- 500 g de viande hachée

- 1 cuillère à café d'origan

- 1 cuillère à café de basilic

- 1/2 cuillère à café de sel

- Poivre noir fraichement moulu

<u>Garniture</u>

- 2 tasses de champignons (cèpes) ou 1/2 tasse de champignons séchés qu'on aura laissé tremper

- 2 cuillères à soupe ghee

- 2 gousses d'ail écrasées

- 200 g d'épinards frais ou 220 g d'épinards décongelés

- Sel et poivre noir fraîchement moulu

- 2 cuillères à soupe de Pesto

- 3/4 tasse de mozzarella râpée

Préparation

Préchauffez votre four à 210° (ou thermostat 7).

Dans un bol de taille moyenne, mélangez la viande de bœuf hachée, l'origan, le basilic, le sel et le poivre noir et mélangez soigneusement. Il vous est possible de composer une grande pizza pour 4 personnes ou 4 petites pizzas individuelles (elles seront très pratiques à congeler pour les consommer ultérieurement). Formez la «pâte» à pizza à la main, en lui donnant approximativement 1 cm d'épaisseur. Disposez cette pâte sur une plaque de cuisson préalablement recouverte de papier sulfurisé. Faites cuire au four pendant dix minutes.

Pendant la cuisson, préparez votre garniture. Coupez le pied et la première couche de la tête de vos champignons. Si vous utilisez des champignons congelés, faites-les tremper pendant au moins une quinzaine de minutes avant de les ajouter à votre garniture. Lavez et séchez les épinards s'ils sont frais. Faites chauffer le ghee dans une grande casserole et ajoutez l'ail écrasé. Laissez cuire une minute.

Ajoutez alors les champignons et laissez cuire cinq minutes supplémentaires, en remuant régulièrement. Ajoutez les épinards et laissez cuire une autre minute. Assaisonnez avec du sel et du poivre noir. En cas d'utilisation d'épinards congelés, assurez vous d'extraire l'excès d'eau avant de les ajouter à votre casserole. Retirez la garniture du feu.

Une fois la croûte de viande cuite, retirez-la du four et recouvrez-la d'une couche de sauce pesto. Ajoutez la moitié de la mozzarella et l'ensemble de votre garniture. Recouvrez de la mozzarella restante et enfournez de nouveau pour cinq minutes supplémentaires ou jusqu'à ce que le fromage ait fondu.

Attendez un peu que la pizza ait refroidi avant de la découper, pour produire de plus jolies parts et éviter que le fromage ne coule. Servez chaud.

"RISOTTO" DE RIZ DE COURGETTE AUX CHAMPIGNONS

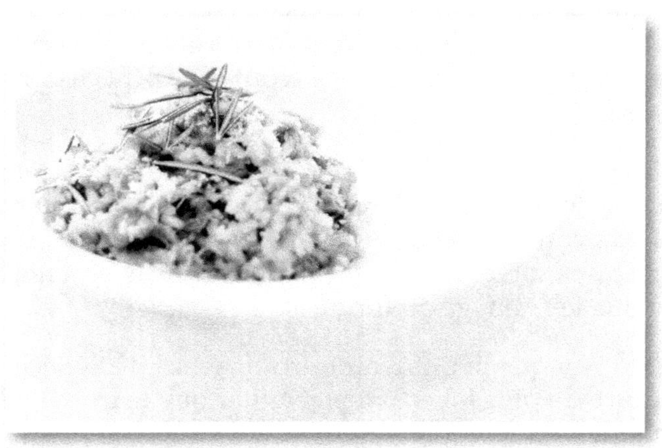

Ce risotto au champignons donne à un déjeuner dominical un goût de promenade en forêt. Une diversité de saveurs faciles, sans gluten.

Pour 6 portions; Préparation: 15 minutes; Temps de cuisson: 20 minutes.

Pour 1 portion : 287 calories / Matières grasses 24,4 g / Glucides 11,3 g / Apport Net en Glucide : 7,9 g/ Fibres 3,4 g / Protéines 8 g

Calories provenant des glucides (11%), protéines (11%), gras (78%)

Ingrédients

- 1/2 tasse de champignons secs
- 3/4 tasse de bouillon de poulet ou de bouillon de légumes
- 1 petit oignon blanc
- 4 tasses de champignons frais

- 1/4 tasse plus 2 cuillères à soupe de ghee

- 2 gousses d'ail écrasées

- 6 tasses de riz de courgettes

- Sel

- 1/2 tasse de crème fraîche

- 1 cuillère à soupe de jus de citron

- 1/4 tasse de persil frais haché

- 2/3 tasse de parmesan râpé

Préparation

Laissez tremper les champignons séchés dans le bouillon de poulet pendant une durée minimum de quinze minutes. Une fois trempés, hachez les champignons finement. Après l'avoir pelé, émincez aussi finement l'oignon. Lavez et coupez en tranches fines les champignons frais.

Laissez fondre 1/4 de tasse de ghee dans une grande casserole et ajoutez l'oignon et l'ail écrasé. Laissez cuire à feu moyen-vif pour une durée de cinq à huit minutes jusqu'à ce qu'ils prennent une jolie couleur dorée.

Ajoutez votre riz de courgette aux champignons et mélangez avec soin. Versez ensuite les champignons ainsi que leur liquide de trempage puis assaisonnez avec du sel. Si vous le souhaitez, remplacez le quart de tasse de bouillon par la même quantité de vin blanc sec.

Versez la crème et laissez cuire huit à dix minutes ou jusqu'à ce que le chou-fleur commence à s'attendrir sans le laisser cuire trop longtemps. Retirez alors du feu. Ajoutez le jus de citron, le persil, le parmesan râpé et le ghee qui vous reste et mélangez soigneusement. Réalisez une jolie présentation en parsemant de persil émincé et servez immédiatement.

GRATIN DU BERGER

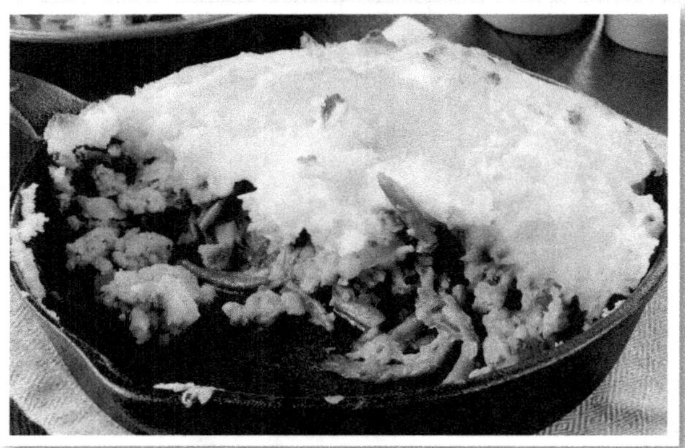

Cette délicieuse recette d'origine britannique s'accompagnera de chou-fleur crémeux plutôt que des pommes de terre de la recette originale : Vous allez avoir du mal à croire que votre assiette vous apporte si peu de glucides!

Pour 6 portions; Préparation: 20 minutes; Temps de cuisson: 1 heure et 15 minutes.

Pour 1 portion : 537 calories / Matières grasses 40 g / Glucides 13,9 g / Apport Net en Glucide : 8,6 g/ Fibres 5,3 g / Protéines 33,7 g

Calories provenant des glucides (6%), protéines (26%), gras (68%)

Ingrédients

- 1,1 kg d'agneau haché

- 1 petit oignon blanc

- 1 carotte de taille moyenne

- 2 gousses d'ail écrasées

- 1 1/2 tasses de champignons de Paris

- 2 tasses d'haricots verts

- 1/2 tasse de bouillon de viande ou de légumes

- 1 cuillère à soupe de sauce Worcestershire

- 2 cuillères à soupe de graines de chia mixées

- 1 gros chou-fleur

- 2 cuillères à soupe de beurre ou de ghee

- 1 cuillère à café de sel

- Poivre noir fraichement moulu

- 2 cuillères à soupe de ciboulette hachée ou de persil frais

Préparation

Faites revenir votre agneau haché dans une grande casserole, remuez fréquemment, jusqu'à libérer tout le gras. Transférez votre viande dans un bol de taille moyenne en laissant le gras dans la casserole.

Émincez finement l'oignon et la carotte, puis pelez et écrasez l'ail. Lavez et tranchez les champignons. Équeutez les haricots verts et coupez-les en trois ou quatre dans la longueur. Versez l'oignon et l'ail dans la casserole contenant la graisse de la cuisson de l'agneau. Laissez cuire approximativement deux minutes, en remuant régulièrement. Ajoutez la carotte, les champignons et les haricots verts. Laissez encore cuire quelques minutes jusqu'à ce que les carottes commencent à s'attendrir.

Remettez l'agneau dans la casserole et ajoutez le bouillon et la sauce Worcestershire. Assaisonnez avec du sel et du poivre noir et laissez mijoter à feu doux pendant vingt ou vingt-cinq minutes. Alors, retirez la casserole du feu et ajoutez les graines de chia mixées. Mélangez soigneusement.

En parallèle, préchauffez votre four à 210° ou thermostat 7 et préparez la purée de chou-fleur. Lavez le chou-fleur et coupez-le en morceaux moyens. Faites-les cuire à la vapeur environ dix minutes.

Une fois cuit, mixez votre chou-fleur jusqu'à obtenir une consistance lisse et crémeuse. Ajoutez alors le ghee, assaisonnez avec du sel et du poivre noir, et mixez encore quelques secondes. Réservez.

Répartissez le mélange d'agneau dans un plat à gratin ou une cocotte puis étalez une couche de purée de chou-fleur. Laissez cuire environ trente minutes au four jusqu'à ce que le chou-fleur prenne un belle couleur dorée. Alors, retirez votre plat du four et laissez-le légèrement refroidir avant de servir. Parsemez les plats de ciboulette ou de persil haché.

BOEUF AU CHOCOLAT ÉPICÉ ET AUX CHAMPIGNONS

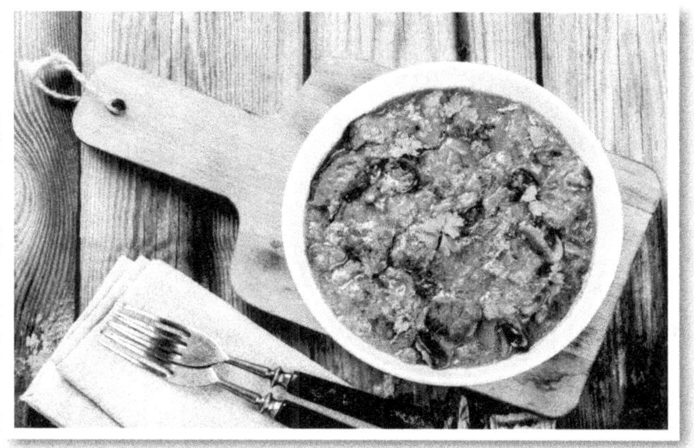

Une recette idéale pour un dîner copieux et rassasiant. Le chocolat apporte une vraie profondeur aux saveurs de ce plat.

Pour 5 portions; Préparation: 10 minutes; Temps de cuisson: 40 minutes.

Pour 1 portion : 437 calories / Matières grasses 34,7 g / Glucides 9,2 g / Apport Net en Glucide : 6,3 g/ Fibres 2,9 g / Protéines 24,7 g

Calories provenant des glucides (10%), protéines (16%), gras (74%)

Ingrédients

- 500 g de bœuf haché

- 1 tasse de champignons de Paris tranchés

- 4 tranches de bacon

- 2 cuillères à soupe de poudre de cacao, non sucrée

- 2 cuillères à café d'origan séché

- 2 cuillères à soupe de poudre de chili

- 3/4 de tasse de tomates, pelées épépinées

- 1/4 de tasse de poivron vert, pelé épépiné

- 1/2 oignon, haché

- 1/2 tasse d'eau

- 1/2 tasse de bouillon de viande

- 1 cuillère à soupe de paprika

- 10 cuillères à soupe d'huile végétale

Préparation

Faites frire le bacon dans une grande poêle jusqu'à ce qu'il soit croustillant.

Retirez le bacon de la poêle. Réservez.

Dans la même poêle, ajoutez l'huile et le bœuf haché et faites-le revenir. Après quelques minutes, ajoutez l'oignon et les champignons.

Une fois vos oignons dorés, ajoutez le reste des ingrédients. Remuez soigneusement. Baissez votre feu et laissez mijoter une vingtaine de minutes. Servez surmonté de miettes de bacon.

GALETTES DE BUTTERNUT AUX GRAINES

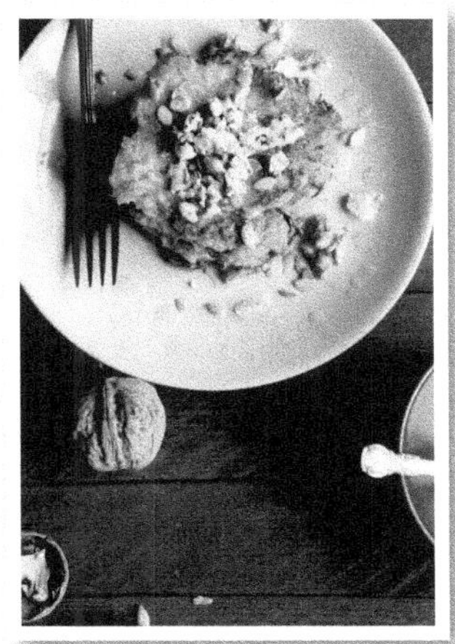

Ces galettes de légumes sont incroyables. Lorsque vous y aurez goûté, vous y penserez sans arrêt. Les graines leur donnent une texture et un croustillant étonnant et apportent un petit goût de noisette qui va vous ravir. Comme elles ne comportent que des légumes et des ingrédients d'origine végétale, ces galettes ne contiennent pas de gluten. Dégustez-les dans deux tranches de pain, comme un burger, en leur ajoutant de l'avocat, de la laitue, et des tomates... Miam.

Pour 4 portions; Préparation: 15 minutes; Temps de cuisson: 15 minutes.

Pour 1 portion : 196 calories / Matières grasses 17,2 g / Glucides 7,7 g / Apport Net en Glucide : 7,1 g/ Fibres 3,2g / Protéines 6,5 g

Calories provenant des glucides (4%), protéines (31%), gras (65%)

Ingrédients

- 2/3 tasse de courge butternut, coupée en petits cubes de 1 cm pour une cuisson à la vapeur

- 1/2 tasse de chou-fleur, émietté

- 1/2 tasse de brocoli en morceaux

- 1/8 cuillère à thé de poivre noir fraîchement moulu

- 1/4 cuillère à thé de cumin

- 1/4 tasse de graines de tournesol

- 1/4 tasse d'amandes

- 1/2 tasse de noix de Grenoble

- 1 cuillère à soupe d'huile végétale

- 1/2 cuillère à café de sel

Préparation

Faites cuire vos dés de Butternut à la vapeur pendant sept à dix minutes ou jusqu'à ce qu'ils soient tendres. Transférez alors la courge cuite dans un bol de taille moyenne et écrasez-la à la fourchette. Réservez une demi-tasse de purée de Butternut.

Changez l'eau de votre cuiseur vapeur, puis faites cuire le brocoli et le chou-fleur pendant deux à six minutes, jusqu'à ce que le mélange soit tendre. Réservez.

Mixez les amandes, les noix de Grenoble et les graines de tournesol jusqu'à former une farine grossière. Ajoutez le brocoli et le chou-fleur cuits et mixez encore jusqu'à obtenir un mélange homogène. Ajoutez la demi-tasse de purée de Butternut, puis le cumin, le sel et le poivre. Mixez encore jusqu'à incorporer le tout. Si le mélange est trop épais pour votre mixeur, transférez les ingrédients dans un grand bol et faites le mélange à la main.

Répartissez le mélange en quatre parts égales et formez vos galettes. Dans une grande poêle, faites chauffer de l'huile à feu moyen.

Laissez cuire vos galettes deux minutes de chaque côté, jusqu'à ce qu'elles soient bien dorées.

Réalisez votre burger en ajoutant votre pain préféré, de l'avocat, de la salade et des tomates... Bon appétit !

Vous avez aimé cette recette ?

Laissez une évaluation sur le site d'achat pour partager et faire connaitre ce livre.

MERCI !

LES DESSERTS

BOMBES DE GRAS AU CHOCOLAT

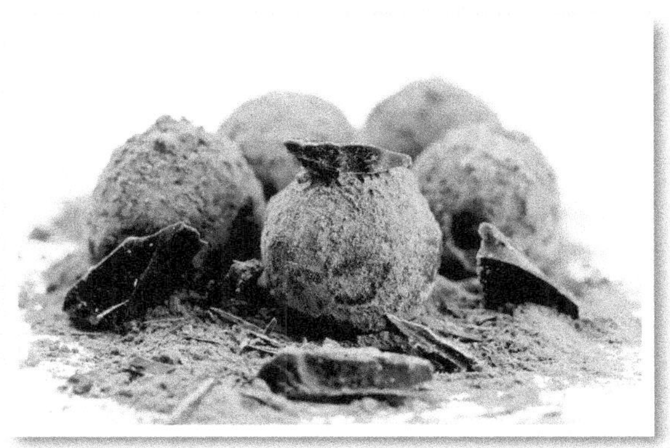

Les bombes de gras sont des en-cas cétogènes: à utiliser si vous avez du mal à augmenter votre consommation de gras, ou si vous voulez augmenter rapidement votre consommation de graisses.

Pour 15 truffes; Préparation: 10 minutes; Temps de cuisson: 10 minutes (ajoutez le temps de refroidissement).

Pour 1 truffe : 134 calories / Matières grasses 14,4 g / Glucides 2,7 g / Apport Net en Glucide : 1 g/ Fibres 1,8 g / Protéines 0,9 g

Calories provenant des glucides (3%), protéines (2%), gras (95%)

Ingrédients

- 1/2 tasse de beurre de coco

- 1/4 tasse d'huile de coco vierge

- 1/2 tasse de beurre ou plus d'huile de coco

- 3 cuillères à soupe de cacao en poudre non sucré

- 15 à 20 gouttes de stévia liquide

Préparation

A température ambiante, laissez ramollir le beurre de noix de coco, l'huile de noix de coco et le beurre (sans aller jusqu'à devenir liquide). Assurez-vous d'utiliser du vrai beurre de coco pour cette recette. Le beurre doit avoir été réalisé à partir de chair de noix de coco et non à partir de lait de coco.

Mixez tous les ingrédients en mettant un peu de cacao de côté pour saupoudrer avant de servir. Mixez l'ensemble jusqu'à obtenir une consistance lisse.

Tapissez une plaque de cuisson avec du papier sulfurisé et formez 15 petites truffes à l'aide de deux cuillères. Mettez au réfrigérateur pendant trente à soixante minutes.

Retirez vos truffes du réfrigérateur et saupoudrez-les de poudre de cacao. Vous pouvez conserver vos truffes au réfrigérateur pendant une semaine ou trois mois, si vous décidez de les congeler.

CROQUANT DE MÛRES & RHUBARBE

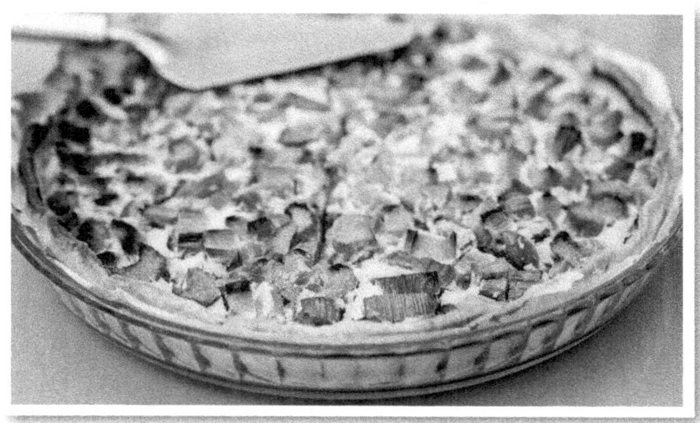

Les mûres et la rhubarbe font partie des fruits qui ont une des plus faible teneur en glucides. Associez ces deux fruits à ce croquant sans gluten et servez-le accompagné d'une cuillère de yaourt ou de crème fraîche.

Pour 12 portions; Préparation: 20 minutes; Temps de cuisson: 1 heure

Pour 1 portion : 248 calories / Matières grasses 22,2 g / Glucides 9,7 g / Apport Net en Glucide : 4,3 g/ Fibres 5,4 g / Protéines 7,1 g

Calories provenant des glucides (7%), protéines (11%), gras (82%)

Ingrédients

- 2 tasses de rhubarbe ou congelées

- 2 tasses de mûres fraîches ou congelées

- 15 à 20 gouttes de stévia liquide

- 1/2 cuillère à café de cannelle

- 1/2 cuillère à café de gingembre moulu

- 2 cuillères à soupe de graines de chia moulues

<u>Croquant</u>

- 1 1/2 tasse de farine d'amande

- 150 g de noix de macadamia, hachées grossièrement

- 1/2 tasse de noix de pécan ou de noix de Grenoble, hachées grossièrement

- 1/2 cuillère à café de cannelle

- 1/4 cuillère à café de sel

- 1 blanc d'œuf

- 1/4 tasse de beurre ou d'huile de coco, refroidie

- 10 à 15 gouttes de stévia liquide

Préparation

Préchauffez votre four à 210° (ou thermostat 7). Lavez et coupez la rhubarbe et les mûres fraîches. Mettez-les alors dans une cocotte et saupoudrez-les de stévia liquide, de cannelle et de gingembre en mélangeant soigneusement. Mettez votre cocotte au four et laissez cuire vingt minutes. Pensez à mélanger pendant la cuisson pour éviter que vos fruits attachent ou brûlent. Une fois la cuisson réalisée, réservez.

Baissez la température de votre four à 150° (ou thermostat 5). Ajoutez les graines de chia mixées aux fruit cuits et mélangez soigneusement.

Pendant ce temps, préparez votre croquant. Écrasez vos noix grossièrement puis ajoutez la farine d'amande, les noix, la cannelle, le sel puis mélangez soigneusement. Ajoutez alors le blanc d'œuf, le beurre et la stévia.

Mélangez vos ingrédients jusqu'à obtenir une pâte grossière. Étalez alors votre pâte au fond d'un moule à cake et versez le mélange de fruits cuits. Remettez l'ensemble au four. Faites cuire vingt minutes ou jusqu'à ce que votre croquant soit bien doré. Pensez à surveillez la cuisson de votre pâte, les noix ont tendance à brûler facilement. Laissez reposer quelques minutes avant de servir.

PUDDING AU MOKA & CHOCOLAT

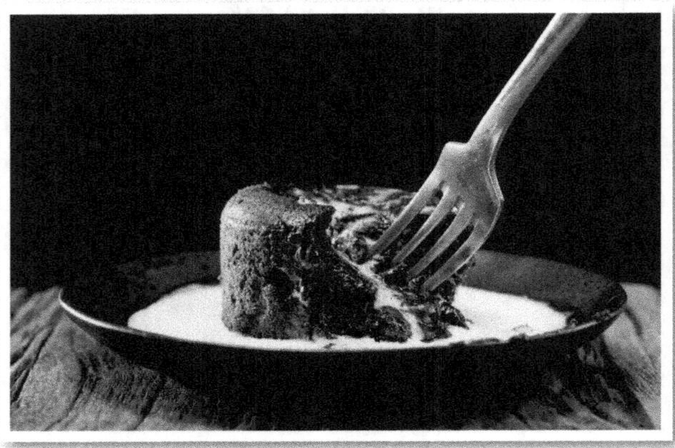

Ce gâteau au moka, alliance de soufflé au chocolat et de pudding, est cuit à la cocotte. Ce gâteau cétogène offre une texture moelleuse, veloutée, associée à la délicieuse saveur du chocolat noir. Des touches subtiles de café accentuent le goût profond du chocolat. Vous n'aimez pas le café? Dégustez ce gâteau dès sa sortie de la cocotte, servez-le accompagné de crème fouettée pour un dessert exceptionnel.

Pour 12 personnes; Préparation: 10 minutes; Temps de cuisson: 10 minutes (ajoutez le temps de refroidissement).

Pour 1 portion: 137 calories / Matières grasses 14,2 g / Glucides 2,9 g / Apport Net en Glucide : 1 g/ Fibres 1,6 g / Protéines 0,9 g

Calories provenant des glucides (7%), protéines (30%), gras (63%)

Ingrédients

- Huile de beurre ou de noix de coco pour préparer la mijoteuse

- ¾ de tasse de beurre, coupé en dés

- 60g de chocolat noir sans sucre, émietté finement

- ½ tasse de crème fraiche

- 2 cuillères à soupe de café instantané

- 1 cuillère à café d'extrait de vanille

- 4 cuillère à café de cacao non sucré en poudre

- 1/3 de tasse de farine d'amande

- 1/8 de cuillère à thé de sel

- 5 gros œufs

- 2/3 tasse de stévia ou d'érythritol

Préparation

Graissez votre cocotte avec du beurre ou de l'huile de coco.

Dans une petite casserole, faites fondre le beurre et le chocolat à feu doux, en remuant régulièrement. Retirez du feu et laissez refroidir.

Fouettez la crème fraiche avec le café lyophilisé et l'extrait de vanille dans un petit bol.

Dans un autre bol, mélangez le cacao, la farine d'amande et le sel.

Battez vos œufs dans un bol de grande taille en ajoutant la stévia petit à petit.

Battez encore (au batteur électrique, si vous le pouvez) à grande vitesse pendant approximativement cinq minutes.

Ajoutez ensuite le beurre fondu et le mélange au chocolat en continuant à battre, mais plus lentement ou en réduisant la vitesse de votre batteur électrique au minimum.

Incorporer le mélange de cacao, de farine, d'amande et de sel.

Continuez en ajoutant le mélange de crème, de café et de vanille.

Versez la pâte dans la cocotte.

Laissez cuire pendant deux ou trois heures si vous utilisez une petite cocotte. Ajoutez une demi-heure de cuisson si vous utilisez une cocotte de plus grande taille.

Une fois cuit, le cœur de votre pudding aura une consistance proche d'un soufflé alors que l'extérieur ressemblera plus un gâteau. Si vous pouvez le vérifier, votre gâteau devrait atteindre la température de 65°C.

Servez votre pudding accompagné de crème fouettée. Ajoutez de la glace à faible teneur en sucre si vous le souhaitez.

SORBET D'AVOCAT AU CITRON ET CORIANDRE

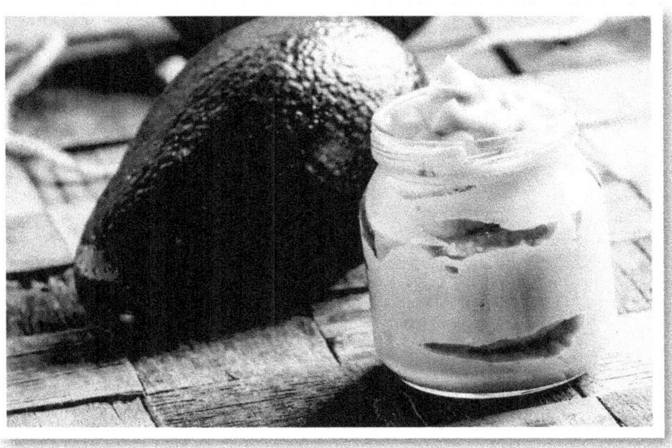

Ne vous y trompez pas, cette recette va transformer les saveurs de l'avocat, qui vont pratiquement disparaître pour céder à un ballet d'arômes qui dansera entre le citron et la coriandre... Un dessert idéal pour l'été !

Pour 4 portions; Préparation: 15 minutes (sans compter le temps de congélation : 3h00)

Pour 1 portion : 180 calories / Matières grasses 16 g / Glucides 10,7 g / Apport Net en Glucide : 3,5 g/ Fibres 7,2 g / Protéines 2 g

Calories provenant des glucides (3%), protéines (32%), gras (65%)

Ingrédients

- 2 avocats de taille moyenne

- 1/4 de tasse d'Erythritol, moulu

- 2 citrons de taille moyenne, jus et zest

- 1 tasse de lait de coco

- 1/4 cuillère à thé de stévia liquide

- 1/2 tasse de coriandre hachée

Préparation

Coupez les avocats en deux, puis coupez des quartiers d'avocats que vous détacherez ensuite à l'aide d'une cuillère. Assurez-vous de trancher relativement fin, au-dessous d'un centimètre d'épaisseur ce qui devrait produire une dizaine de tranches par avocat.

Disposez l'avocat sur un plat pouvant être mis au congélateur et versez le jus d'un demi-citron pour que chaque tranche est intégralement recouverte.

Mettez alors le plat au congélateur pendant une durée d'au moins 3 heures.

Passez l'érythritol au moulin à épices jusqu'à obtenir une consistance de sucre glace. Dans une casserole, portez le lait de coco à ébullition, puis ajoutez les 2 zestes de citron. Dès que le lait de coco commence à accrocher à la casserole, arrêtez la cuisson. Vous devriez avoir perdu un quart de la quantité de lait initiale.

Laissez le lait refroidir et épaissir au réfrigérateur jusqu'à ce qu'il soit complètement froid.

Hachez grossièrement la coriandre. Sortez l'avocat du congélateur et mettez-le au mixeur. Couvrez de coriandre et du restant de jus de citron vert.

Mixez jusqu'à obtenir une pâte collante. Ajoutez alors la réduction de lait de coco et la stévia. Mixez encore jusqu'à obtenir la consistance désirée.

BOUCHÉES DE PÉCAN ET CHIA AU BEURRE

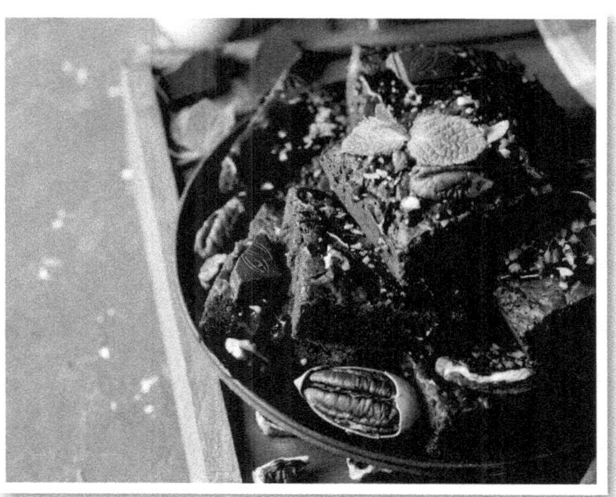

Pour celles et ceux qui suivent un régime cétogène, un petit en-cas est souvent une impérieuse nécessité. Ces bouchées sont composées à 88% de calories issues du gras, une proportion qui les rapprochent de très près de ce qu'on appelle une bombe de gras.

Pour 16 bouchées; Préparation: 15 minutes (sans compter le temps de congélation : 3h00)

Pour 1 biscuit : 174 calories / Matières grasses 17,1 g / Glucides 4,9 g / Apport Net en Glucide : 1,1 g/ Fibres 3,8 g / Protéines 3,9 g

Calories provenant des glucides (6%), protéines (26%), gras (68%)

Ingrédients

- 2 1/4 tasses de noix de pécan, grillées

- 1/2 tasse de graines de Chia, moulues

- 1/4 tasse de beurre fondu

- 1/4 tasse d'érythritol en poudre

- 3 cuillères à café de caramel salé

- 10 gouttes de stévia liquide

- 3 gros œufs

- 1 cuillère à thé de levure

- 3 cuillères à café de crème fraîche

- 1 pincée de sel

Préparation

Préchauffez votre four à 180° ou thermostat 6. Placez vos noix de pécan sur une plaque de cuisson et faites-les cuire au four pendant dix minutes ou jusqu'à ce que vous sentiez une odeur de noisette.

Mixez les graines de chia jusqu'à obtenir une farine grossière. Broyez ensuite l'érythritol dans un moulin à épices. Mélangez le tout dans un bol de taille moyenne.

Mixez grossièrement les deux-tiers des noix de pécan puis ajoutez le beurre préalablement fondu et mixez de nouveau. Ajoutez le beurre de noix, les œufs, la stévia et le sel au mélange de graines de chia et à l'érythritol. Mélangez soigneusement.

Ajoutez le beurre fondu, le mélange obtenu précédemment et la crème fraîche puis mélangez à nouveau. Écrasez les noix de pécan restantes et ajoutez-les à la pâte.

Répartissez votre pâte sur une plaque de cuisson et faites cuire au four pendant vingt minutes. Laisser refroidir avant de couper en carrés. Dégustez !

Vous avez aimé cette recette ?

Laissez une évaluation sur le site d'achat pour partager et faire connaitre ce livre.

MERCI !

BISCUITS «CALIENTES» AU CHOCOLAT CHAUD

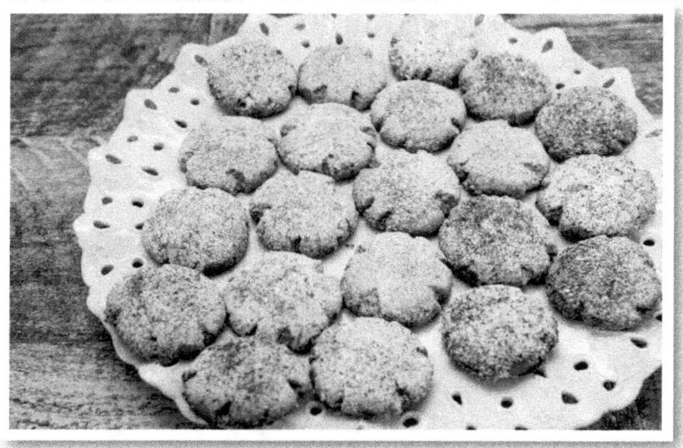

Ces biscuits aux saveur épicées sont très appréciés au moment du goûter ou pour accompagner le moment du thé. Ils sont délicieux, et pourtant ils ne contiennent ni gluten, ni produit laitier et sont également pauvres en glucides. Ces biscuits représentent une collation chocolatée idéale parce qu'elle est très riche en gras et en profite pour vous réchauffer grâce à ses épices.

Pour 5 biscuits; Préparation: 15 minutes; Temps de cuisson: 20 minutes

Pour 1 biscuit : 184 calories / Matières grasses 15,1 g / Glucides 10,3 g / Apport Net en Glucide : 1,5 g/ Fibres 2,3 g / Protéines 2,7 g

Calories provenant des glucides (4%), protéines (31%), gras (65%)

Ingrédients

- 8 cuillères à soupe de poudre de cacao non sucrée
- 4 gros œufs
- 3/4 de tasse de farine de noix de coco
- 3 cuillères à soupe de beurre salé
- 2 cuillères à café de vanille
- 2 1/2 cuillères à café de cannelle
- 1/4 de cuillère à café de sel
- 1/2 cuillère à thé de poivre de Cayenne
- 250 g de Stévia
- 1/2 tasse d'huile de coco
- 1 1/2 cuillère à café de chili

Préparation

Préchauffez votre four à 180° ou thermostat 6

Versez la farine de noix de coco dans un bol de taille moyenne. Ajoutez le cacao en poudre, le poivre de Cayenne, le chili, la stévia et le sel. Mélangez tous les ingrédients.

Dans une petite casserole ou un récipient que vous pourrez passer au four, versez l'huile de coco et le beurre. Faites chauffer à feu doux (ou une dizaine de secondes au micro-onde), jusqu'à ce que l'ensemble soit liquide. Ajoutez alors les œufs et la vanille au mélange de beurre fondu et battez énergiquement le tout.

Ajoutez la mixture au cacao mélangé aux ingrédients secs. Mélangez avec soin, jusqu'à intégration des ingrédients secs par le mélange humide. Pétrissez au besoin avec vos mains.

Graissez une casserole, puis, à la main, formez vos biscuits dans la pâte précédente. Pressez la pâte plutôt que d'essayer de la faire rouler. En effet, la pâte a tendance à s'effriter si on la roule.

Cuisez au four pendant une douzaine ou une quinzaine de minutes. Les biscuits doivent être tendres lorsque vous les sortirez du four.

Laissez refroidir vos biscuits quelques minutes. Dégustez.

TIRAMISU CÉTOGÈNE

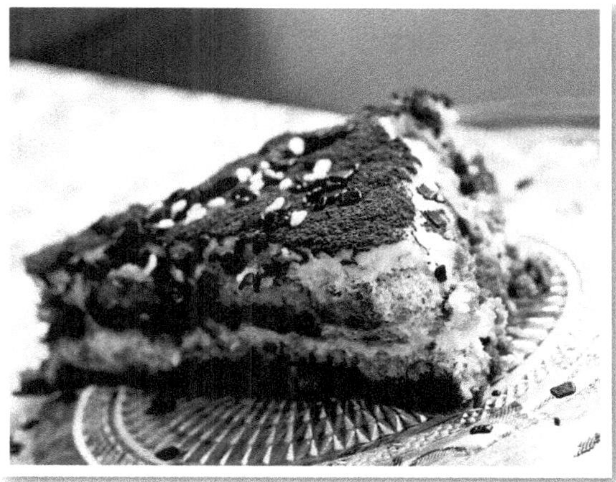

Cette version basse teneur en glucides du fameux dessert italien est belle quand elle est présentée en parfaits simples.

Pour 6 portions; Préparation: 20 minutes; Temps de cuisson: 35 minutes

Pour 1 portion : 318 calories / Matières grasses 24,4 g / Glucides 7,7 g / Apport Net en Glucide : 4,2 g/ Fibres 3,5 g / Protéines 13 g

Calories provenant des glucides (6%), protéines (18%), gras (76%)

Ingrédients

<u>Boudoirs</u>

- 3 gros œufs, jaune et blanc séparés

- 2 cuillères à soupe d'érythritol en poudre

- 15 à 20 gouttes de stévia

- 1 gros blanc d'œuf

- 1/4 tasse et 1 cuillère à soupe de farine de coco

- 1/3 tasse de farine d'amande

<u>Mascarpone</u>

- 4 gros œufs, jaune et blanc séparés

- 1 pincée de sel

- 1/2 tasse d'érythritol en poudre

- 10 à 15 gouttes de stévia

- 1 tasse de mascarpone ou de lait de coco

- 6 cuillères à thé de cacao en poudre non sucré

Boisson alcoolisée

- 1/2 tasse de café noir fort fraîchement préparé

- 1/4 tasse de rhum brun ou d'eau-de-vie (ou 1 cuillère à soupe d'extrait de rhum)

- 2 cuillères à soupe d'érythritol

- 10 à 15 gouttes de stévia

Préparation

Commencez par confectionner vos boudoirs. Chemisez un moule de 25 cm avec du papier sulfurisé. Séparez les blancs d'œufs des jaunes d'œufs. Battez les jaunes dans un bol de taille moyenne avec l'érythritol en poudre et la stévia liquide jusqu'à obtenir un mélange de couleur pâle et de consistance crémeuse.

Dans un autre bol, battez vos quatre blancs d'œufs en neige. Ajoutez délicatement les blancs en neige aux jaunes d'œufs. Ajoutez la farine de noix de coco et d'amande et mélangez avec soin.

Versez votre mélange dans une casserole et répartissez uniformément votre mélange. Faites cuire au four pendant approximativement quinze minutes. Une fois la cuisson terminée, retirez du four et laissez refroidir. Découpez des carrés.

Dans le même temps, préparez votre couche de mascarpone. Séparez les jaunes des blancs d'œufs et battez les blancs d'œufs en y ajoutant une pincée de sel. Ajoutez alors progressivement la moitié de l'érythritol en poudre en continuant de fouetter en neige. Réservez.

Placez vos jaunes d'œuf dans un bol résistant à la cuisson. Battez vos jaunes d'œufs additionnés de stévia liquide et du reste d'érythritol jusqu'à obtenir la même couleur jaune pâle et la même texture crémeuse que précédemment. Placez ce bol au bain-marie sur une casserole.

Laissez cuire une dizaine de minutes, en remuant régulièrement. Cela va contribuer à préserver une constance crémeuse et ferme.

Retirez du feu et continuez à remuer pour refroidir. Incorporez le mascarpone, à l'aide d'une grande cuillère, intégrez précautionneusement les œufs restants.

Préparez le mélange à base de café. Mélangez le café avec le rhum (ou la solution de votre choix) et l'érythritol en poudre ainsi que la stévia liquide. Mélangez bien et trempez chaque carré dans le liquide jusqu'à ce qu'ils soient bien imbibés, mais pas détrempés.

Préparez vos ramequins de service en y versant une première couche de mélange de mascarpone, puis une couche de «boudoirs». Saupoudrez cette couche de pâte-boudoirs de poudre de cacao et ajoutez une nouvelle couche de mascarpone et une de «boudoirs», une autre couche de poudre de cacao et enfin, une dernière couche de mélange au mascarpone.

Laissez refroidir au réfrigérateur un minimum de quelques heures ou mieux, toute une nuit.

Couvrir chaque ramequin d'une feuille hermétique pour éviter que la surface de votre Tiramisu ne se dessèche.

MUFFINS DOUBLE CHOCOLAT

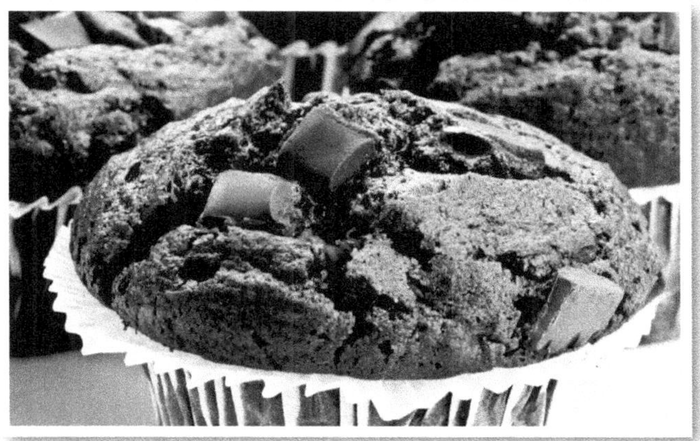

Une recette de muffin qui utilise de l'avocat ? Ça n'est pas si étonnant ! Parce qu'il déborde de graisses super-saines, l'avocat va transformé ces muffins au chocolat en un délice riche et moelleux.

Pour 8 muffins; Préparation: 10 minutes; Temps de cuisson: 30 à 35 minutes

Pour 1 portion : 237 calories / Matières grasses 19 g / Glucides 12,2 g / Apport Net en Glucide : 5,7 g/ Fibres 6,6 g / Protéines 9 g

Calories provenant des glucides (10%), protéines (16%), gras (74%)

Ingrédients

Ingrédients secs

- 1/3 tasse de farine de coco

- 1 tasse de farine d'amande

- 1/3 tasse de poudre de cacao sans sucre

- 1/2 tasse d'érythritol

- 1 cuillère à café de cannelle

- 2 cuillères à café de levure chimique

- 1/3 tasse de chocolat noir (au moins 85% de cacao), haché grossièrement

<u>Ingrédients humides</u>

- 250 g d'avocat

- 15 à 20 gouttes de stévia

- 4 gros œufs

- 2 cuillères à soupe de lait de coco ou de crème fraîche

Préparation

Préchauffez votre four à 180° (ou thermostat 6). Après en avoir prélevé la chair (coupez en deux vos avocats, ôtez le noyau et pelez les avocats) mixez vos avocats jusqu'à obtenir une consistance lisse et crémeuse.

Mélangez avec soin la farine de coco, la farine d'amande et la poudre de cacao. Ajoutez ensuite l'érythritol, la cannelle, le bicarbonate de soude et la crème de tartre et mélangez bien.

Ajoutez la stévia liquide, les œufs, le lait de coco et l'avocat en purée et mélangez soigneusement. Enfin, coupez grossièrement le chocolat et ajouter au mélange. Réservez quelques copeaux de chocolat pour la décoration.

Cuisez la pâte à muffins dans un moule à muffins en silicone ou un moule ordinaire tapissé de papier sulfurisé.

Décorez avec les copeaux de chocolat réservé et mettez au four.

Laissez cuire pendant approximativement vingt-cinq minutes ou jusqu'à ce que le dessus de vos muffins devienne croustillant et que l'intérieur soient bien ferme.

Retirez les muffins du four et laissez-les refroidir avant de les servir.

Vous pouvez conserver ces muffins, recouverts d'une serviette, à température ambiante pendant une durée maximum de trois jours ou pendant une quinzaine de jours si vous les placez dans un récipient hermétique en verre au réfrigérateur.

POUR ALLER PLUS LOIN

BIBLIOGRAPHIE

Lv M, Zhu X, Wang H, Wang F, Guan W. Roles of Caloric Restriction, Ketogenic Diet and Intermittent Fasting during Initiation, Progression and Metastasis of Cancer in Animal Models: A Systematic Review and Meta-Analysis. PLoS One. 2014.

Freeman JM, Kossoff EH, Hartman AL. The ketogenic diet: one decade later. Pediatrics. 2007

Paoli A, Rubini A, Volek JS, Grimaldi KA.Beyond weight loss: a review of the therapeutic uses of very-low-carbohydrate (ketogenic) diets. Eur J Clin Nutr. 2013.

Sumithran P, Proietto J. Ketogenic diets for weight loss: a review of their principles, safety and efficacy. Obesity research and clinical practice. 2008

Simopoulos AP. The importance of the ratio of omega-6/omega-3 essential fatty acids. Biomed Pharmacother. 2002.

Astrup A, Larson T and Harper A. Atkins and other low-carbohydrate diets: hoax or an effective tool for weight loss? The Lancet 2004

Hartman AL, Vining EP. Clinical aspects of the ketogenic diet. Epilepsia. 2007.

Bueno NB, de Melo IS, de Oliveira SL, da Rocha Ataide T. Very-low-carbohydrate ketogenic diet v. low-fat diet for long-term weight loss: a meta-analysis of randomised controlled trials. Br J Nutr. 2013.

Dashti HM, Al-Zaid NS, Mathew TC, Al-Mousawi M, Talib H, Asfar SK, et al. Long term effects of ketogenic diet in obese subjects with high cholesterol level. Mol Cell Biochem 2006.

Nordmann AJ, Nordmann A, Briel M, Keller U, Yancy WS, Brehm BJ, Bucher HC. Effects of Low-Carbohydrate vs Low-Fat Diets on

Weight Loss and Cardiovascular Risk Factors A Meta-analysis of Randomized Controlled Trials. Arch Intern Med. 2006.

Rajiv Chowdury et al. Association of Dietary, Circulating, and Supplement Fatty Acids With Coronary Risk : A Systematic Review and Meta-analysis. Annals of Internal Medicine. 2014.

Johnstone AM, Horgan GW, Murison SD, Bremner DM, Lobley GE. Effects of a high-protein ketogenic diet on hunger, appetite, and weight loss in obese men feeding ad libitum. Am J Clin Nutr. 2008.

Moreno B, Bellido D, Sajoux I, Goday A, Saavedra D, Crujeiras AB, Casanueva FF. Comparison of a very low-calorie-ketogenic diet with a standard low-calorie diet in the treatment of obesity. Endocrine. 2014.

Pensez à demander la version couleur de ce livre, disponible pour les lecteurs de ce livre sur simple présentation d'un justificatif d'achat. Elle intègre les photographies des recettes et une présentation encore plus pratique des informations.

Sur simple demande par email à oscar[POINT]valdemara[AT] gmail[POINT]com

Vous avez aimé ce livre ?

Laissez une évaluation sur le site d'achat pour partager et faire connaitre ce livre.

MERCI !

INDEX

208